中国结直肠癌肝转移 MDT临床实践共识

（2021年版）

中国抗癌协会大肠癌专业委员会
中华结直肠癌MDT联盟
组织编写

人民卫生出版社
·北京·

图书在版编目（CIP）数据

中国结直肠癌肝转移 MDT 临床实践共识：2021 年版 / 中国抗癌协会大肠癌专业委员会，中华结直肠癌 MDT 联盟组织编写．—北京：人民卫生出版社，2021.10（2023.6 重印）

ISBN 978-7-117-32176-1

Ⅰ.①中…　Ⅱ.①中…②中…　Ⅲ.①结肠癌—肿瘤转移—诊疗②直肠肿瘤—肿瘤转移—诊疗③肝脏肿瘤—肿瘤转移—诊疗　Ⅳ.①R735

中国版本图书馆 CIP 数据核字（2021）第 203263 号

中国结直肠癌肝转移 MDT 临床
实践共识(2021 年版)
Zhongguo Jiezhichang Ai Gan Zhuanyi MDT Linchuang
Shijian Gongshi (2021 Nian Ban)

组织编写：中国抗癌协会大肠癌专业委员会
中华结直肠癌 MDT联盟
出版发行：人民卫生出版社（中继线 010-59780011）
地　　址：北京市朝阳区潘家园南里 19 号
邮　　编：100021
E - mail：pmph @ pmph.com
购书热线：010-59787592　010-59787584　010-65264830
印　　刷：北京盛通商印快线网络科技有限公司
经　　销：新华书店
开　　本：710×1000　1/16　　印张：8
字　　数：108 千字
版　　次：2021 年 10 月第 1 版
印　　次：2023 年 6 月第 3 次印刷
标准书号：ISBN 978-7-117-32176-1
定　　价：49.00 元
打击盗版举报电话：010-59787491　E-mail：WQ @ pmph.com
质量问题联系电话：010-59787234　E-mail：zhiliang @ pmph.com

编　者

顾　　问　万德森　中山大学附属肿瘤医院

郑　树　浙江大学医学院附属第二医院

高　枫　广西医科大学附属第一医院

张苏展　浙江大学医学院附属第二医院

蔡三军　复旦大学附属肿瘤医院

顾　晋　北京大学肿瘤医院

主　　编　徐瑞华　中山大学附属肿瘤医院

潘志忠　中山大学附属肿瘤医院

唐卫中　广西医科大学附属肿瘤医院

许剑民　复旦大学附属中山医院

执　　笔（以姓氏汉语拼音为序）

蔡培强　中山大学附属肿瘤医院

陈　功　中山大学附属肿瘤医院

丁培荣　中山大学附属肿瘤医院

高远红　中山大学附属肿瘤医院

顾仰葵　中山大学附属肿瘤医院

孔令亨　中山大学附属肿瘤医院

李　立　中山大学附属肿瘤医院

李斌奎　中山大学附属肿瘤医院

李力人　中山大学附属肿瘤医院

李宇红　中山大学附属肿瘤医院
林　僖　中山大学附属肿瘤医院
林俊忠　中山大学附属肿瘤医院
林晓平　中山大学附属肿瘤医院
刘　敏　中山大学附属肿瘤医院
卢震海　中山大学附属肿瘤医院
田　丽　中山大学附属肿瘤医院
王志强　中山大学附属肿瘤医院
伍小军　中山大学附属肿瘤医院
奚少彦　中山大学附属肿瘤医院
肖巍魏　中山大学附属肿瘤医院
元云飞　中山大学附属肿瘤医院
曾智帆　中山大学附属肿瘤医院
张惠忠　中山大学附属肿瘤医院
赵　明　中山大学附属肿瘤医院

评审专家（以姓氏汉语拼音为序）

毕　锋　四川大学华西医院
陈丽荣　浙江大学医学院附属第二医院
程　勇　重庆医科大学附属第一医院
丁克峰　浙江大学医学院附属第二医院
黄忠诚　湖南省人民医院
贾宝庆　中国人民解放军总医院
孔大陆　天津医科大学肿瘤医院
李德川　浙江省肿瘤医院
李云峰　云南省肿瘤医院
裴海平　中南大学湘雅医院
沈　琳　北京大学肿瘤医院

孙应实　北京大学肿瘤医院
孙跃明　南京医科大学第一附属医院
谭诗生　贵州省人民医院
王贵英　河北省肿瘤医院
王海江　新疆医科大学附属肿瘤医院
王锡山　中国医学科学院附属肿瘤医院
魏少忠　湖北省肿瘤医院
乌新林　内蒙古医科大学附属医院
邢宝才　北京大学肿瘤医院
燕　锦　四川省肿瘤医院
杨春康　福建省肿瘤医院
易　波　江西省肿瘤医院
袁　瑛　浙江大学医学院附属第二医院
张　睿　辽宁省肿瘤医院
张艳桥　哈尔滨医科大学附属肿瘤医院
章　真　复旦大学附属肿瘤医院
周卫平　海南省人民医院
庄　競　河南省肿瘤医院

秘　书

李　原　中山大学附属肿瘤医院
彭健宏　中山大学附属肿瘤医院
周文灏　中山大学附属肿瘤医院

序

为向国内广大医者传递规范的结直肠癌肝转移 MDT 诊疗知识，作为 2021 年版《中国结直肠癌肝转移 MDT 临床实践共识》的组织编写单位，中华结直肠癌 MDT 联盟集结联盟众多优秀专家力量参与本书的编写，以期通过修订 2016 年版《中国结直肠癌肝转移 MDT 临床实践共识》来指导结直肠癌肝转移 MDT 临床工作的开展，给患者提供最佳的个性化治疗方案，使更多患者达到治疗目标。

国内首个全国性肿瘤 MDT 联盟——中华结直肠癌 MDT 联盟，是由万德森、高枫、潘志忠、唐卫中 4 位专家牵头，并与国内众多专家于 2019 年 5 月 11 日联合发起成立，是国内首个全国性肿瘤 MDT 联盟，国内 28 个省 / 直辖市的结直肠癌相关领域的专家积极参与。

肩担重任、心系患者，中华结直肠癌 MDT 联盟组织来自国内近 30 家三甲医院的知名专家，经过近两年的酝酿与反复磋商，基于 2016 年版《中国结直肠癌肝转移 MDT 临床实践共识》，广泛汲取临床医生的意见，结合近年来国内外最新指南及研究进展，加入新概念及内容，对引用的研究主要结果和结论进行了详细分析，在 2021 年版调整了正文的框架及顺序，对参考文献进行了更新，形成了操作性较强的临床治疗决策流程图。

2021 年版坚持循证医学的原则，以临床问题为导向，对结直肠癌肝转移 MDT 的一系列问题及策略进行分析、总结、凝练，切实提高可读性和实用性，最终形成适合中国国情的临床指导型共识。

中华结直肠癌 MDT 联盟将继续根据国际和国内最新研究进展，对内容不断修订与完善，不断推动我国结直肠癌肝转移 MDT 模式的普及、规范及完善，努力推动国内结直肠癌 MDT 临床指南制定及高水平临床转化研究，以提高国内结直肠癌 MDT 水平，服务医生，造福患者，不忘初心，奋勇前行。

万德森

2021 年 4 月

前 言

转眼之间,《中国结直肠癌肝转移 MDT 临床实践共识》出版距今已 5 年余,结直肠癌的发病与死亡仍然有增无减。据统计,2018 年全球新发结直肠癌病例 180.4 万,仅次于肺癌和乳腺癌。已知结直肠癌病程中至少 50% 会发生肝转移,以此推算全球每年至少有 90 万结直肠癌肝转移患者,中国也有近 20 万例的庞大患病群体。直到 20 世纪 80 年代,才确定手术切除对结直肠癌肝转移的治疗作用。但是,初诊发现肝转移时,能切除的毕竟有限(15%~20%),而且术后多会复发。显然,单一外科治疗不能解决结直肠癌肝转移的复杂问题。这就催生了多学科综合治疗团队(multidisciplinary team,MDT)和多学科治疗(multidisciplinary therapy,MDT),MDT 医疗模式包含了这两个含义。MDT 源于英国,在欧美推广并获得成效(详见 2016 年版的《中国结直肠癌肝转移 MDT 临床实践共识》前言)。

2016 年版的《中国结直肠癌肝转移 MDT 临床实践共识》深受欢迎,在临床实践中起到重要的指导作用。近年来,科学发展迅猛,新理念、新模式、新技术及新设备不断涌现,并迅速推广。肿瘤学领域亦不例外,本书相关内容也应顺应发展不断更新改进,因此结直肠癌诊治有关专家结合国内外最新信息,对 2016 年版进行了修改补充。

第一部分是关于结直肠癌肝转移 MDT 的场地、设置的具体要求,特别是远程会诊设施应能满足远程网络会诊需要,符合国家卫生健康委员会和国家中医药管理局 2018 年颁发的《远程医疗规范服务管理(试行)》要求。

第二部分着重完善肿瘤评估及治疗决策的流程。对直肠腔内B超评估做更详尽的要求。增加PET/CT对肝良、恶性肿瘤的鉴别诊断。肝转移分类上，提出按能否达到无瘤状态（no evidence of disease，NED）进行分类，又从外科角度和内科（化疗）角度提出相应的治疗策略，术前术后化疗或放化疗有新的观点和实施方法，外科手术与化疗、介入、放疗可以交叉进行。治疗后评估除临床评估（包括影像、功能、肿瘤标志物等），还应包括生物学评估和病理学评估。

第三部分着重介绍结直肠癌肝转移的新概念和新理念。首先同时性与异时性肝转移的划分不同以往：初诊结直肠癌时或之前发现的肝转移均为同时性肝转移；诊断结直肠癌后出现的肝转移均为异时性肝转移，后者又以间隔12个月为界限，分为近期异时性肝转移和远期异时性肝转移。其次是“寡转移”和“NED”的概念，对于晚期转移性结直肠癌又引申出“寡转移性疾病”和“弥散性疾病”两大类，前者是治疗目标有可能达到治愈意向的NED。治疗核心原则是：在全身治疗有效的基础上，更强调局部治疗的重要性，运用各种局部治疗手段以期达到无瘤状态。“寡转移”的概念还引申出寡复发（oligo-recurrence）、同时性寡转移（synchronous oligometastasis）、寡进展（oligo-progression）等。转化治疗的理念又从传统的“技术转化”，发展为“生物学行为转化”。事实上，我们认为“生物学行为转化治疗”（biological conversion therapy）比“技术性转化治疗”（technical conversion therapy）更进一步。当肝脏布满转移瘤时，只有经过积极有效的全身治疗，大部分转移瘤消失或剩下几个融合病灶，才会再次获得手术联合消融等局部治疗机会，并最终达到NED。这种从不可 / 不适合局部治疗变为可局部治疗的实例，就是“生物学行为转化治疗”成功的范例。

2021年版还注重手术理念的改变。对原来的保留肝实质、切缘、手术优先、二期肝切除等标准，加上化疗、消融、放疗等配合后加以细化，充分利用多学科综合治疗的优势，拓宽了外科手术范围，以获得更好的肝切除效果。

当然，尽管多种治疗配合，还有相当多晚期患者原发灶或肝转移无法切除，这时应理性对待原发灶和转移灶的处理，特别是原发灶切除与否因病情而异。对肝转移灶则进入姑息治疗，以提高生活质量和延长生存时间为目的。

总之，2021 年版根据对肝转移的新认识和新理念，充分发挥多学科的优势，达到多学科诊治的效果。

最后，感谢各位专家拨冗参加编撰，祈望新版有助于临床实践，为提高肝转移诊治水平发挥积极作用。

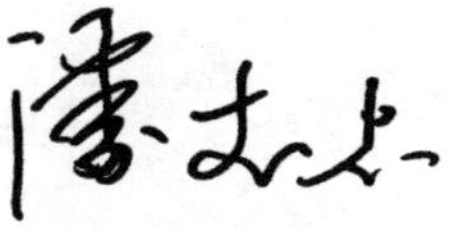

2021 年 4 月

目 录

第一部分

MDT 构建总则

一、MDT 组织架构

1. 召集人(首席专家) 一般由从事结直肠癌诊治的权威专家担任。对 MDT 项目全权负责,主持并参与讨论,合理分配讨论时间,协调组织讨论,当意见不一致时,负责以投票制或者其他形式决定意见的形成,最终总结并形成个体化的专业意见。审核医疗记录并签名负责。

如本人不能参与 MDT 会诊,需委托另外一位专家代为主持。

2. 各科相对固定的专家 专科一般应包括结直肠科(胃肠外科)、肿瘤内科、放疗科、肝胆外科、介入科、影像科等;如有条件,也可包括生物治疗科、内镜诊断科、病理科、胸科、核医学科、超声诊断科、造口治疗师、心理治疗师等。一般根据医院情况设置,必要时可请相关专科参加。

专家一般应具有副高职称或高年资主治医师以上资格。

承诺按时定期参与 MDT 讨论,如自己不能参加,要委托另外一位相应专家代替参与。

负责提供 MDT 病例,包括新发、复发、少见、罕见、疑难病例,安排患者预约,准备资料,例如影像科专家提前阅片,病理科专家提前阅片或提供讨论需要的特殊检查项目等。

参与讨论的各科专家负责对患者进行相关的查体,对每个病例进行讨论，解答其他专家的问题，提出本专业领域的独立的观点，达成共识。

负责对自己预约提交讨论的患者作最终的解释，并安排患者的下一步处理。

审核医疗记录，签名负责。

3. 记录员 负责对MDT会诊全程记录，包括讨论专家的发言和最终建议。打印最终讨论意见并提交专家签名。负责统计MDT病例的临床资料。

如本人不能参加，需委托一名相关人员代替。

4. 秘书（协调员） 由结直肠癌相关学科高年资住院医师或主治医师担任。

协助召集人进行MDT的全程操作，包括会诊前准备、会诊中协调、会诊后跟踪。

统一受理各专家推荐的患者预约，收集资料，按先后顺序或病情轻重安排讨论顺序。会诊前制作好患者表格（形式可以为公布栏、纸质表格、网络微信等）。

负责通知MDT成员会诊时间地点、特殊安排、注意事项等。

负责协调各专家的出勤，打印出勤签到表格，督促每位到会人员签名。

负责保管、存档讨论记录和相关资料。

如本人不能参加，需委托一名相关人员代替。

5. 医疗机构 提供指定的场所和相关的设施。

指定MDT专家成员的组成及行政后勤相关人员，颁发专家任命证书，并监督其参与。

建立考勤登记及相对应的奖惩制度。

负责建立及完善MDT操作流程，并保证其整体的实施。

保证患者的隐私及相关医疗记录不向外泄露。

根据学科具体情况，设立MDT临床研究基金，定期组织基金的申报,执行和监督。

二、MDT场地及设施

1. 基本要求

(1)会诊室:独立干净空间,足够宽敞,可容纳20~50人,照明设施完善,并有较好的通风系统,保持室内空气流通。

(2)圆桌台椅:可容纳15人左右的圆桌,便于各科医师近距离讨论病情,圆桌周围可放置桌椅子,便于旁听者使用。

(3)实物投影仪:便于影像学图片及病历资料集中放大并投影到屏幕上,供各科医师分析及讨论病情,有条件的医院最好配备触屏式电子示教屏,使分析内容更便捷直观。

(4)医院内网:会诊室内应配备医院内网(有线/无线),通过内网可以连接医院数据库,便于查询和调取与会诊内容相关的病例资料。

(5)微信群:建立微信群,成员包含参与MDT会诊的各科医师。各成员应注明科室及全名,以明辨身份。微信群可在会诊开始前传达待讨论的患者资料、MDT会诊时间或地点临时改动通知。MDT过程中遇到的问题也可发到微信群里进一步讨论,目的是使会诊更具有时效性,提高会诊的效率。

(6)电脑:配备至少两台电脑(台式或手提),电脑连接处须与实物投影仪兼容。一台电脑用于查询或调取患者的病历内容和实验室检查结果,并记录;另一台电脑用于影像科医师调取影像学资料。

(7)打印机:配备打印机一台,供打印会诊单及相关需要纸质保存的病历资料。

(8)检查室(私密检查床):配备独立检查室或会诊室有一张相对隔离的检查床;床旁放置检查指引或检查姿势示例照片,床底前方放置移动台阶,方便患者上下床;床旁配备常规检查车,车内应放置检查相关用品,如手套、液状石蜡、纸巾等;检查室内应配备洗手池和消毒液,以便医师检查后清洁双手。

(9)候诊室:有独立的等候区或房间,与会诊室互不干扰。可建立叫号系统或叫号管理员,以便及时通知患者进行会诊。

(10)会谈室:独立的会谈室提供一个私密的空间,便于医师把MDT会诊意见传达给患者及家属。会谈室内配备诊治相关的知情同意书及人体解剖示意图,保证医患双方整个交流过程的直观化及传达信息准确。

2. 可选要求

(1)远程会诊设施:会诊室内配备摄像头以及麦克风,便于实时传送会诊讨论过程。电脑须安装远程会诊软件,使远程双方均可同步阅片及调取患者病例资料。

(2)MDT会诊系统软件:有条件的医院可将MDT会诊系统独立安装或整合已有的医院就诊系统里面。MDT会诊系统须具备登记患者、调取和查询患者病例资料信息以及随访等功能。

对于临时组织的MDT会诊,可根据环境和自身条件来定场地要求,可淡化场地要求。

三、MDT运作流程

1. 预约 患者一部分通过专家、专科门诊预约,一部分通过友科或兄弟医院转诊。患者通常需要提前预约。患者MDT讨论前需要完成必要的实验室、影像学、内镜、病理检查,经由副高以上职称医师的审核,报请MDT秘书统一安排。秘书根据情况,控制当次MDT讨论的患者数量。

2. 准备MDT 秘书提前将当次MDT讨论的名单,包括姓名、住院号、病历号等,通过邮件、微信或院内MDT信息系统发送到MDT的影像学医师、病理科医师处,由他们提前阅片,疑难病例组织影像科室和病理科室内部集体讨论。门诊患者的基本资料由门诊医生收集整理,并填写 MDT 讨论申请单。住院患者由管床医师收集资料,安排医师统一汇报,建议以幻灯片的形式制作汇报材料。

3. 病情汇报 原则上,门诊患者由轮值医生汇报病情,住院患者由管床医生汇报。汇报时除了汇报病史、治疗经过、辅助检查和检查结果,还要说明患者的疗效期望、经济状况、依从性,提请 MDT 讨论的目的和理由。

4. 影像分析 由影像科专家现场分析影像学资料,解答临床各科医师的疑问,提出进一步影像学检查的建议。

5. 专家讨论 在 MDT 召集人的主持下,由相关专科的专家提出自己的诊断和治疗策略,明确治疗目标:治愈性、潜在治愈和姑息性治疗。阐述各种治疗手段对该患者的适应证、禁忌证、预期疗效、可能的并发症和风险。

6. 决定方案 以美国国立综合癌症网络(NCCN)指南、欧洲肿瘤内科学会(ESMO)指南、我国《结直肠癌诊疗规范》和《结直肠癌肝转移诊断和综合治疗指南》及本共识为指导,结合患者的具体情况,综合上述医生的诊疗意见,由 MDT 召集人最终确定合理的个体化治疗方案,并交由相关的专科具体实施。

7. 患者及家属会谈 由预约专家负责向患者和家属说明会诊的意见,解释他们的疑问,并告知进一步诊疗顺序和相关专科联系人的接诊时间或者联系方式。

8. 讨论记录 记录员将讨论结论记录在《MDT 意见表》上,最好是电子病历,打印后其中一份交给患者和家属,另一份交由秘书统一保管。

9. 方案实施 具体诊断和治疗措施交由相应的 MDT 专科成员完成。

10. 监测评估 由医院医务管理部门定期组织专家,抽查病历,了解 MDT 讨论执行情况,监督规范化治疗的实施。

11. 方案修订 如果具体实施治疗方案的 MDT 成员发现疗效不

满意、疾病进展等情况，需要及时反馈，再次提请 MDT 讨论，修正治疗方案。

12. **随访跟踪** 所有 MDT 决策的治疗方案实施完成后，召集人定期组织专人通过电话、信件、邮件、微信等形式对患者进行随访。定期向 MDT 成员反馈治疗疗效和预后，不断提高诊治水平。

四、远程 MDT

目前，随着政府推进互联网 + 医疗模式的建设，远程网络会诊的形式越来越普及。具体实施过程中，应当遵守国家的相关法律法规，尤其是由国家卫生健康委员会、国家中医药管理局于 2018 年 7 月 17 日印发执行的《远程医疗服务管理规范（试行）》。原则上，远程会诊的各方，尤其是远程会诊服务的提供方，应当是具有法人资格的医疗机构实体，必须申请设置互联网医院。实施步骤大体和线下会诊相同，需要注意：

1. 远程会诊申请方充分准备各种病案资料，最好形成电子版资料，让受邀方预先复习病历资料。

2. 数字影像学文件一般比较大，需要保障网络通畅，达到所需的阅片分辨度。

3. 会诊由召集人把控全程节奏和时间，会诊专家发言应简明扼要。

4. 会诊意见形成后，需要妥善保存，作为法律追溯的依据和回顾随访的资料。最好形成 PDF 格式文件，由召集人代表 MDT 团队电子签名。

第二部分

结直肠癌肝转移 MDT 决策流程

一、结直肠癌肝转移瘤的评估

1. 影像学评估

(1) 基线评估：

1) 直肠癌原发灶的影像学评估（表 1）：

表 1　直肠癌原发灶的推荐检查方法

首选检查方法	盆腔 MRI 平扫 + 增强
备选检查方法（次要推荐）	盆腔 CT 平扫 + 增强 / 直肠腔内超声（ERUS）

a. 直肠癌原发灶的 MRI 评估[①]（表 2）：

表 2　直肠癌原发灶的 MRI 评估要点

直肠在 MRI 上的范围	位于骶岬到耻骨联合上缘的虚线以下
直肠癌原发灶的影像学特征	T_1WI 呈等信号，T_2WI 呈稍高、高信号，DWI 呈高信号，增强扫描呈不均匀明显强化
肿瘤浸润范围	
推荐观察序列	轴位高分辨率（小 Fov，薄层 1~3mm）T_2WI 不压脂序列，扫描层面垂直于肿瘤所在肠段长轴）

① 直肠癌原发灶的 MRI 报告模板参见附录。

续表

T 分期	
T_1	肿瘤侵及至黏膜下层
T_2	肿瘤侵及至固有肌层
T_3	肿瘤侵及至浆膜下或无腹膜覆盖的直肠系膜
T_{3a}	肿瘤侵犯直肠系膜 <5mm
T_{3b}	肿瘤侵犯直肠系膜 5~10mm
T_{3c}	肿瘤侵犯直肠系膜 >10mm
T_4	侵犯腹膜脏层（a）或侵犯邻近器官（b）
肿瘤部位	肿瘤下缘与肛缘间距离、与腹膜反折的关系（上方、骑跨、下方）
下段	距肛缘 <50mm
中段	距肛缘 50~100mm
上段	距肛缘 >100mm
淋巴结	部位（直肠系膜内、侧方及双侧腹股沟等）、大小（越大，转移可能性越高）、形状、坏死 / 环形强化（转移的明确征象）、边缘、数目（簇状，转移可能性大）等，考虑转移性 / 反应性淋巴结
N 分期	
N_X	无法评估区域淋巴结
N_0	没有区域淋巴结转移
N_1	累及 1~3 个区域淋巴结
N_{1a}	1 个淋巴结
N_{1b}	2~3 个淋巴结
N_{1c}	脂肪内种植的癌结节
N_2	累及 4 个或 4 个以上区域淋巴结
N_{2a}	4~6 个淋巴结
N_{2b}	7 个或 7 个以上淋巴结
侧方淋巴结（LLN）	盆壁淋巴结
直肠系膜筋膜（MRF）	阳性指征：肿瘤外缘（或转移淋巴结、癌结节、EMVI）与直肠系膜筋膜间距 ≤1mm
肠壁外血管侵犯（EMVI）	与 T_3 肿瘤相邻的直肠系膜内血管出现改变，包括正常管径或扩张血管内出现肿瘤信号，或血管因肿瘤突破血管壁呈不规则形态
治疗反应	肿瘤大小、信号有无变化

b. 直肠癌原发灶的腔内超声评估①:直肠腔内超声是直肠癌分期重要的检查方法,高分辨率经直肠超声可以清晰显示肠壁 5 层结构及肠壁周围结构,尤其对于早期直肠癌(T_2 期前)分期有明显优势。ESMO 指南推荐直肠癌分期特别是早期直肠癌分期首选经直肠超声[1,2],可以为直肠癌术前分期评估提供有效诊断依据。另外,经直肠超声引导下穿刺活检取材深度可以有效取得病灶病理,减低假阴性率,有助于提高术前诊断活检准确率。

直肠癌腔内超声评估要点:对应直肠解剖学的 5 层结构,直肠腔内超声能清楚显示出 5 层超声分层及周围组织,表现为交替的高回声和低回声。

- 黏膜层(高回声)。
- 黏膜肌层(低回声)。
- 黏膜下层(高回声)。
- 固有肌层(低回声)。
- 浆膜层 / 肠周脂肪(高回声)。

直肠腔内超声的分期主要针对 TNM 分期中的 T 分期,附上前缀 “u” 表明该分期是超声分期。低回声的肿瘤与超声分层的关系描述如下:

- uT_0:肿瘤仅局限于黏膜层。
- uT_1:肿瘤局限于黏膜层及黏膜下层。
- uT_2:肿瘤侵犯固有肌层,但局限在肠壁内。
- uT_3:肿瘤侵犯肠周组织,但未侵犯邻近器官。
    - a:浸润深度 <5mm。
    - b:浸润深度 5~10mm。
    - c:浸润深度 >10mm。
- uT_4:肿瘤侵犯邻近器官。

① 直肠癌原发灶的腔内超声报告模板参见附录。

N 分期描述如下：

- uN_0：未见转移性淋巴结。
- uN_1：区域转移性淋巴结 1~3 个。
  a：1 个淋巴结。
  b：2~3 个淋巴结。
  c：癌结节。
- uN_2：区域转移性淋巴结 ≥ 4 个。
  a：4~6 个淋巴结。
  b：≥ 7 个淋巴结。

2）结肠癌原发灶的影像学评估（表 3）：

表 3 结肠癌原发灶的推荐检查方法

首选检查方法	腹部、盆腔 CT 平扫 + 增强
备选检查方法（次要推荐）	腹部、盆腔 MRI 平扫 + 增强

结肠癌原发灶的 CT 评估①（表 4）

表 4 结肠癌原发灶的 CT 评估要点

肿瘤浸润范围（T 分期）	
$\leqslant T_2$	肿瘤局限于黏膜下层或固有肌层内，未穿透肌壁外膜
T_3	肿瘤穿透固有肌层，侵犯到大肠周围组织
T_{4a}	肿瘤穿透到腹膜脏层
T_{4b}	肿瘤侵犯邻近器官或结构
肿瘤部位	升结肠、横结肠、降结肠或乙状结肠
肿瘤数目	单发 / 多发（≥ 2 个）
区域淋巴结	部位（肠周、肠系膜区及腹主动脉旁）、数目、大小、形状、坏死、边缘等
阳性诊断要点	淋巴结短径 >5mm；呈类圆形，形态饱满；边界不清，表现为包膜外侵犯；淋巴结密度 / 信号不均匀，中央坏死；MRI DWI 序列（如有）高信号

① 结肠癌原发灶的 CT 报告模板参见附录。

续表

N 分期	
N_X	无法评估区域淋巴结
N_0	没有区域淋巴结转移
N_1	累及 1~3 个区域淋巴结
N_{1a}	1 个淋巴结
N_{1b}	2~3 个淋巴结
N_{1c}	浆膜下或无腹膜覆盖的组织内有肿瘤卫星灶种植
N_2	累及 4 个或 4 个以上区域淋巴结
N_{2a}	4~6 个淋巴结
N_{2b}	7 个或 7 个以上淋巴结
邻近解剖关系	是否累及邻近器官或血管
治疗反应	肿瘤大小、信号有无变化

3）肝转移瘤的影像学评估（表 5）：

表 5　肝转移灶的推荐检查方法

首选检查方法	上腹部 MRI（也可 CT）平扫 + 增强①
备选检查方法（次要推荐）	肝、胆、胰、脾常规超声 + 肝脏超声造影

a. 肝转移瘤的 MRI 评估②：MRI 是评价肝转移瘤的最重要手段，对于定性、定位及评估是否可切除起决定性作用（表 6）。

表 6　肝转移灶的 MRI 评估要点

影像特征	平扫呈低密度 / 短 T_1、长 T_2 信号，密度 / 信号不均，边界不清，增强扫描动脉期、门脉期呈不均匀或环形强化（典型改变如"牛眼"征）
部位	肝左 / 右叶、肝段
数目	单发 / 多发（2~10 个，列出具体数目 />10 个）
大小	≤2cm/>2cm
邻近解剖关系	有 / 无侵犯肝左 / 中 / 右静脉、门静脉左支 / 右前支 / 右后支、下腔静脉或左 / 右肝管
腹水	有 / 无
治疗反应	病变大小、数目、形态及密度有无变化

① 条件允许时，可行上腹部 MRI 平扫 + 增强［钆塞酸二钠（Gd-EOB-DTPA，普美显®）造影］检查以提高肝内小病灶的检出率。

② 肝转移瘤的 MRI 报告模板参见附录。

b. 肝转移瘤的超声评估①(表 7): 肝脏是肠癌最常见的转移器官,肝转移瘤的检出至关重要,不但决定了治疗方式的选择,也是影响患者预后的重要因素。常规超声因易操作、性价比高、无辐射,目前作为检出肝转移瘤的首选手段之一,但是其敏感性较低,53%~77%[3,4]。主要原因是高回声的病灶容易被误诊为肝血管瘤,而一些等回声的转移灶容易漏诊。自从超声造影广泛应用之后,较常规超声对肝转移瘤检出的敏感性提高了 50%,尤其是对于 <1cm 的肝转移瘤的检出具有显著的优势[5],可以媲美 CT 检查[6]。超声造影技术(contrast-enhance ultrasound,CEUS)的出现是超声发展史上的一次革命,其在肝内局灶性病灶的良、恶性诊断效能与 CT/MRI 相媲美,显著提高肝脏局灶性病变的诊断准确率,中国的《原发性肝癌诊疗规范(2017 版)》[7]和《欧洲肝脏研究学会临床实践指南》(2018 版)[8]均推荐 CEUS 作为肝脏局灶性病变的诊断方法。肝转移瘤的超声造影表现具有一定的特征性。病灶常在动脉相呈快速环状增强或整体均匀增强,峰值时常呈高增强。在门脉相及延迟相,均表现为 60 秒内快速消退,与肝实质相比呈低增强。肝转移瘤整体呈"快进快退"的表现,但是开始增强的时间较肝细胞癌更早,消退的时间也较之更早,大部分病灶在动脉相晚期即出现消退呈低增强,病灶消退的程度亦更彻底,在延迟相呈"黑洞征",这可能与肝转移瘤较正常肝组织的血管容量更小相关[9]。

表 7 肝转移灶的超声评估要点

部位	肝左 / 右叶、肝段
数目	单发 / 多发(≥2 个)
大小	≤2cm/>2cm
治疗反应	病变大小、数目有无变化
超声造影	动脉相呈快速环状增强或整体均匀增强,典型特征为边缘环状高增强,在门脉相及延迟相,均表现为 60s 内快速消退,大部分病灶在延迟相呈"黑洞征"

① 肝转移瘤的超声报告模板参见附录。

4)肝外转移灶的影像学评估:

a. 肺转移灶:推荐检查方法为胸部 CT 平扫 + 增强扫描。

b. 脑转移灶:推荐检查方法为脑磁共振平扫 + 增强扫描。

c. 骨转移灶:推荐检查方法为放射性核素全身骨显像(ECT)及磁共振检查。

d. 其他转移灶:推荐检查方法为 PET/CT。

5)肝转移瘤鉴别诊断:肝转移瘤常需要与原发性肝细胞癌鉴别,肝硬化背景与无肝硬化背景下,肝脏超声与超声造影有不同特点[10,11](表 8)。

表 8 肝硬化与非肝硬化背景下肝占位性病变超声造影诊断特征

病变类型	二维	超声造影		
		动脉相	门脉相	延迟相
A. 非肝硬化背景				
乏血供型肝转移瘤	可多发或单发,高回声多见,可探及“牛眼征”	环状增强,见无增强区	低增强,见无增强区	低 / 无增强
富血供型肝转移瘤	可多发或单发,低回声多见	整体增强	低增强	低 / 无增强
肝细胞性肝癌	低回声多见,门脉癌栓有助于鉴别	高增强,伴或不伴无增强区	等增强,伴或不伴无增强区	低 / 无增强
胆管细胞性肝癌	低回声,常伴部分胆管扩张	环状不均匀增强,中央低增强	低增强	低 / 无增强
血管瘤	高回声多见,部分脂肪背景下可呈低回声	周边结节状增强;小病灶可呈快速、向心性的整体增强	部分 / 整体向心性充填	整体增强
局灶性结节增生	低回声多见,中心见树枝状动脉血流	早期离心性的整体高增强;轮辐状的滋养动脉	高增强;中央瘢痕呈低增强	等 / 高增强;中央瘢痕呈低增强
局灶性脂肪缺失	脂肪肝背景下片状低回声	等增强	等增强	等增强

续表

病变类型	二维	超声造影		
		动脉相	门脉相	延迟相
肝脓肿	急慢性期病灶可发生变化,可见液性坏死区	环状增强,中央无增强,可伴内部分隔增强	环状高增强/等/低增强,中央无增强	环状低增强,中央无增强
药物性肝损伤	片状,无明显占位感	等增强	等增强	等增强
B. 肝硬化背景				
肝细胞性肝癌	低/等/高回声	整体高增强,杂乱扭曲的血管网,门静脉或肝静脉内有增强的癌栓	等增强	低增强(轻-中度)

肝转移瘤在 CT/MRI 平扫多呈低密度/低信号结节,密度/信号多不均匀,边缘不清楚,增强后其表现与肿瘤血管丰富程度有关:多数为少血供病灶,小部分内部可见淡薄或稍高密度钙化影,边缘环形强化,呈典型的“牛眼征”或“靶征”;少数为富血供病灶,动脉期明显强化,门脉期、延迟期强化程度减退,类似肝癌,需结合临床病史和相关肿瘤标志物等实验室检查等。病灶在门脉期检出率最高。

肝转移瘤的超声造影表现具有一定的特征性。病灶常在动脉相呈快速环状增强或整体均匀增强。典型特征表现为边缘环状高增强。在门脉相及延迟相,无论是富血供转移瘤或乏血供转移瘤,均表现为 60 秒内快速消退,与肝实质相比呈低增强。肝转移瘤整体呈“快进快退”的表现,但是开始增强的时间较肝细胞癌更早,消退的时间也较之更早。大部分病灶在动脉相晚期即出现消退呈低增强,病灶消退的程度亦更彻底,在延迟相呈“黑洞征”。

PET/CT 及 PET/MR 是功能代谢显像与解剖显像的有机结合,能够在提供解剖影像的基础上提供病灶代谢信息。^{18}F-FDG 是目前临床上应用最广泛的正电子示踪剂,主要反映体内葡萄糖代谢水平。^{18}F-FDG PET/CT 在结直肠癌的分期、指导放疗靶区勾画、疗效评价及治疗后随访等发挥重要作用。

结直肠癌原发灶 ^{18}F-FDG PET/CT 及 PET/MR 中 ^{18}F-FDG PET 的表现主要与肿瘤细胞的类型以及细胞内黏液成分比例有关，大部分的腺癌、鳞癌、腺鳞癌及未分化癌表现为肠道病灶 FDG 高摄取，部分黏液腺癌及印戒细胞癌病灶多表现为 ^{18}F-FDG 不均匀摄取、轻度摄取或者与周围正常组织摄取水平相近。消化道肿瘤性息肉（包括管状腺瘤、绒毛状腺瘤及管状绒毛状腺瘤）或者肉芽肿性炎症也可表现为 ^{18}F-FDG 局灶性高摄取，需要结合解剖影像如病灶对周围脂肪组织的侵犯、肠旁淋巴结的存在及出现远处转移等进行鉴别诊断。肠道弥漫性高摄取可见于炎症或者生理性摄取，肠道排泄物也可造成局灶性摄取增高，检查前作好肠道准备及进行延迟扫描均有助于鉴别诊断。

包括淋巴结、肝、肺、脑、骨骼等在内的结直肠癌转移灶 ^{18}F-FDG 的摄取与肿瘤大小、浸润深度和肿瘤的分化程度密切相关，分化越差，^{18}F-FDG 的摄取越明显。小的肺转移灶及结肠癌腹膜腔种植灶，由于 PET 分辨率不足，这些转移灶可表现为 ^{18}F-FDG 摄取正常。肠旁淋巴结 ^{18}F-FDG 的表现多变，部分肠旁淋巴结由于体积较小，可表现为 ^{18}F-FDG 轻度摄取或未见明显摄取，而部分结肠癌病灶合并炎症，肠旁炎性反应性淋巴结可表现为 ^{18}F-FDG 摄取增高或未见增高。

在应用 ^{18}F-FDG PET/CT 或者 PET/MR 进行结直肠癌疗效评估时，应根据治疗方案选择合适的检查时机。结直肠癌术后吻合口复发 ^{18}F-FDG 多表现为高摄取，但吻合口炎症也可以出现 ^{18}F-FDG 的明显摄取，这需结合病史、临床表现及实验室检查等加以鉴别。为避免放疗后照射野由于放射性效应出现的炎症性 ^{18}F-FDG 高摄取，针对放疗靶区的疗效评估应在放疗全部结束 3 个月后进行。化疗后的疗效评估宜在化疗结束 2 周以上进行。升白细胞治疗动员骨髓造血引起 ^{18}F-FDG 摄取反应性增加，也会干扰对骨转移灶的观察。原发灶或转移灶介入治疗后肿瘤坏死区 ^{18}F-FDG 表现为无摄取，肿瘤残留可表现为 ^{18}F-FDG 高摄取，术区如合并炎症细胞浸润也可表现为 ^{18}F-FDG 高摄取。

随着免疫治疗在肿瘤临床应用中的逐步推广，免疫治疗后的疗效评估也面临挑战。由于免疫治疗存在“燃瘤”现象，可出现病灶对 ^{18}F-FDG 摄取增加，应结合临床症状、治疗方案、实验室检查结果及检查时间等与肿瘤进展进行鉴别。

结直肠癌肝转移瘤需要与多种肝良恶性病变行鉴别诊断，良性病变主要包括：

a. 肝脓肿：不同时期有着不同的影像学表现，典型的“双环征”（环形强化壁、周围水肿带）和脓腔内小气泡可作出诊断；急性肝脓肿周围肝组织可出现片状或楔形一过性强化见广泛水肿；慢性肝脓肿强化环为肉芽组织，可持续强化，而转移瘤边缘强化一般表现为缓降型；^{18}F-FDG 有助于判读病灶中心坏死与周围的肉芽肿区域，肝脓肿坏死区表现为 ^{18}F-FDG 无摄取，肉芽肿区由于大量炎症细胞浸润 ^{18}F-FDG 表现为高摄取。肝脓肿临床上可有发热、右上腹痛、白细胞计数升高等表现。

b. 肝血管瘤：小部分肝转移强化方式与血管瘤典型的逐渐向心性强化方式相似，鉴别关键点在于前者的强化程度明显低于后者，血管瘤的强化程度接近主动脉强化程度；血管瘤在 T_2WI 上信号高，呈“亮泡征”，明显高于转移瘤，也是鉴别点之一。

超声造影血管瘤动脉相呈周边结节状增强；小病灶可呈快速、向心性的整体强化，门脉相部分 / 整体向心性充填，延迟期呈整体增强。另外，一些不典型肝血管瘤也较难与肝转移瘤鉴别，可行追踪复查或结合其他影像学检查等。

肝血管瘤对 ^{18}F-FDG 的摄取相对均匀，一般与周围正常肝组织相近，结合血管瘤大小也可表现为比周围正常肝组织稍低或稍高。

c. 药物性肝损伤：局灶性药物性肝损伤如局灶性脂肪变、局灶性肝窦损伤需与肝转移瘤鉴别。局灶性药物性肝损伤占位效应轻或无，有时可观察到正常血管通过病灶，边缘更模糊，形态可不规则，MRI 表现为 DWI 上呈等或稍高信号；对于肝窦损伤，在 T_2WI 上信号低于肝转移瘤，增强后多呈逐渐强化表现，肝胆期上表现为等、稍低信号，在肝脏其他地方可伴有不同程度的损伤表现，而肝转移瘤强化一般表现为缓降型，DWI 上呈高信号，在肝胆期上则表现为明显低信号；肝损伤在临床上肝功酶多有升高表现。肝损伤在超声上表现为片状回声改变，形态不规则，无明显占位效应，超声造影提示动脉相、门脉相及延迟相与周围正常肝实质同步增强。

根据肝损伤的病程及累及范围，^{18}F-FDG PET 可表现为轻度不均匀摄取、弥漫性摄取轻度增高或者与周围正常肝组织相近。

d. 肝囊肿：部分肝转移瘤（包括化疗后）呈囊性改变，需与肝囊肿鉴别，转移瘤形态多不规则，壁更厚，部分可见强化壁结节或分隔；肝囊肿形态规则，壁薄，边缘清晰、锐利，无强化。而对比前后影像资料也很重要。肝囊肿在超声上呈无回声，边界清，囊壁薄，超声造影动脉相、门脉相及延迟相均无造影剂增强。结合肝囊肿大小，^{18}F-FDG PET 绝大部分表现为低摄取或者与周围肝组织相同；极少数囊肿内合并有炎症细胞浸润时，可表现为不均匀摄取轻度增高。

e. 肝局灶性结节增生（FNH）：FNH 由过度增生的肝细胞、Kupffer 细胞、胆管及变异的动脉血管等组成，是一种富血供的良性肿瘤样病变。病灶在动脉期明显强化，门脉期、延迟期呈稍高或等密度 / 信号，中心可有瘢痕。FNH 与肝转移瘤的鉴别要点在于前者中心可有瘢痕且瘢痕呈延迟强化；更重要的是，FNH 由于含有肝细胞而在肝胆期重吸收特异性对比剂，呈稍高信号，而肝转移瘤呈明显低信号。

超声造影具有实时动态显像特点，因此 FNH 超声造影具有典型特征，其动脉相早期离心性的整体高增强；可探及轮辐状的滋养动脉；门脉相及延迟相病灶呈高增强；中央瘢痕则呈低增强。与转移瘤的“快进快出”的造影特征明显不同。FNH 对 ^{18}F-FDG 的摄取一般与周围正常肝组织相近或稍低，在极少数情况下也可稍高于周围正常肝组织。

6）结直肠癌肝转移瘤与恶性病变鉴别：

a. 胆管细胞癌：肿瘤边缘多以肿瘤细胞为主而纤维组织少，内部则相反，故典型的胆管细胞癌边缘强化，内部强化不明显，需与肝转移瘤鉴别。胆管细胞癌内部由于含纤维组织可出现逐渐强化区域；肿瘤周围可出现胆管扩张；临床上多有肝内胆管结石、糖类抗原 19-9（CA19-9）升高等。超声造影胆管细胞癌特征性的增强模式为动脉相周边不规则环状高增强，并呈网格样由周边向病灶内部延伸。胆管细胞癌对 ^{18}F-FDG 的摄取多为高摄取，合并肝门区及腹膜后淋巴结转移时可表现为原发灶及转移淋巴结均代谢活跃。

b. 肝细胞癌：典型表现为动脉相明显强化，门脉相、延迟相对比剂廓清，呈“快进快出”表现，临床上多有肝炎、肝硬化病史，甲胎蛋白（AFP）水平多升高等。

肝细胞癌通常发生在肝炎肝硬化背景下，超声造影表现为肝动脉相病灶出现整体高增强，门静脉相和延迟相减退，呈等增强至低增强，即“快进快出”的增强模式。部分病灶门静脉或肝静脉内有增强的癌栓提示肝细胞癌。而肝转移瘤整体也呈“快进快出”的表现，但是开始增强的时间较肝细胞癌更早，消退的时间也较之更早，大部分病灶在动脉相晚期即出现消退呈低增强，病灶消退的程度亦更彻底，在延迟相呈“黑洞征”，这可能与肝转移瘤较正常肝组织的血管容量更小相关。同样需要结合其他临床特征判断。肝细胞癌 ^{18}F-FDG PET 表现多变，与癌细胞分化程度密切相关，分化差的肝细胞癌或者合并腺癌或鳞癌成分时可表现高摄取，高分化型肝细胞肝癌 ^{18}F-FDG 摄取可稍高于或接近于周围正常肝组织，这是由于正常肝组织内含有特异性葡萄糖 -6- 磷酸酶，而分化好的肝细胞癌中葡萄糖 -6- 磷酸酶的活性较高，去磷酸化过程增强，因此 ^{18}F-FDG 摄取不高；癌栓、肝门区及腹膜后转移淋巴结多可表现为 ^{18}F-FDG 代谢增高。其他正电子示踪剂如乙酸盐类（如 ^{11}C-ACE）、胆碱类（如 ^{11}C-Choline）及核酸类（如 ^{18}F-FLT）等可作为 ^{18}F-FDG 在肝细胞癌临床应用中的有益补充。

c. 非结直肠癌源性的肝转移瘤：肝转移瘤与原发肿瘤影像表现一般相似，如神经内分泌癌强化明显，其肝转移瘤也呈明显强化；骨肉瘤肝转移瘤也可出现瘤骨等。根据原发癌的静脉回流判断其常见转移脏器也是鉴别点之一。同时，结合临床上其他资料如肿瘤标志物可帮助作出鉴别诊断。^{18}F-FDG PET/CT 及 PET/MR 全身扫描对于查找原发灶及肝外其他器官转移具有明显优势，有助于确定原发灶部位及明确肿瘤分期。靶向显示体内肿瘤细胞 SSR 靶点的正电子显像药物如 ^{68}Ga-DOTATATE、^{68}Ga-DOTATOC 或者 ^{68}Ga-DOTANOC 等可用于鉴别肝内及肝外的低级别的神经内分泌肿瘤。

(2)治疗后评估：

1)直肠癌新辅助治疗后疗效评估：MRI 是初诊直肠癌首选成像方法，在新辅助治疗后疗效评估也起着重要作用。

在成像方法上，直肠癌 MRI 再分期与初诊分期相似。横断、冠状及矢状不压脂 T_2WI 是必需的；弥散加权成像(DWI)被欧洲胃肠和腹部放射学会(the European Society of Gastrointestinal and Abdominal Radiology，ESGAR)推荐为常规序列；当需要评估肛管括约肌是否受累时，平行于肛管的冠状面 T_2WI 序列是必需的，等等。

在评估方法上，虽然 RECIST 标准是实体瘤疗效评估的常用方法，但它并不适合于直肠癌疗效评估。另外，肿瘤体积的测量与之相比有着更好的重复性及准确性，但是非常耗时，临床实用性差。

磁共振肿瘤退缩分级(MRI tumor regression grade，mrTRG)类似于组织病理学的 TRG 分级，是在 T_2WI 上对治疗后纤维化程度进行分级，也采用 5 级评分法。其原理基于，未治疗直肠癌(非黏液腺癌)在 T_2WI 上信号为中等信号，当肿瘤组织治疗后发生纤维化，其 T_2WI 上的中等信号变为低信号，纤维化程度越高，T_2WI 信号越低，残留肿瘤越少。mrTRG1 和 mrTRG2 提示 cCR，mrTRG3 级以上提示仍有肿瘤。但是 mrTRG 在评估肿瘤是否达到 CR 有其局限性。主要原因在于新辅助放化疗后部分肿瘤会发生黏液变，黏液会导致 T_2WI 信号增高，引起误判。由于 DWI 是基于 T_2WI 序列，黏液变同样也会导致 DWI 信号增高，影响判断。肿瘤黏液变可分为两种情况：如果黏液变范围够大，在 T_2WI 上形成明显高信号，比较容易与肿瘤鉴别开来；而散在的小灶性黏液变在 T_2WI 上很少形成明显高信号，而形成与肿瘤相似的稍高信号，mrTRG 的评估不准确。后者借助增强扫描序列，能提高诊断效能。肿瘤 CR 时，瘤床往往表现为轻度均匀强化。对于治疗前即为黏液腺癌的直肠癌来说，增强扫描序列更为关键。由于肿瘤细胞外黏液的存在，在新辅助放化疗后，黏液腺癌的体积往往没有缩小或仅稍缩小，如果瘤床表现为轻度均匀强化，此时提示肿瘤 near-CR。

综上所述，MR 在评估直肠癌新辅助放化疗后原发灶是否达到 CR 时需结合 T_2WI、DWI 及增强序列，mrTRG1、mrTRG2、瘤床 DWI 上无高信号表现及均匀轻度强化均提示 CR。

2）直肠癌原发灶治疗后的腔内超声评估：局部进展期直肠癌新辅助治疗后，新辅助治疗后肿瘤退缩评估至关重要。目前采用的评估手段为 MRI、肠镜、指检、PET/CT 及腔内超声[12,13]。直肠腔内超声可以评估肿物退缩大小，血流供应改变，可以进行肿瘤再分期，判断肿瘤降期及预测有无达到临床完全缓解。经直肠三维超声可以增加体积参数[14]。诊断重点在于病灶降期，肿瘤退缩情况评估。

3）肝转移瘤治疗后的超声评估：肝脏转移瘤治疗后，应与基线超声对照，对比病灶大小、数量改变。对于二维超声图像未探及明显肿物回声时，建议增加超声造影，判断病灶是否完全消失。应注意某些药物性肝损伤，其超声造影动脉相、门脉相及延迟相与周边肝实质呈等增强，有助于判断。

4）结直肠癌肝转移治疗后病理评估：结直肠癌肝转移的肿瘤边界常较清楚；组织学形态与原发性结直肠癌基本相同，主要表现为大小不等、形状不一的腺管结构或乳头状结构，细胞呈高柱状，部分胞质内含黏液，核圆形或杆状，核仁明显，可见腺腔内含坏死碎片；少数特殊类型包括黏液腺癌、微乳头状腺癌、锯齿状腺癌等。

结直肠癌肝转移主要与原发肝内胆管细胞癌进行鉴别。原发肝内胆管细胞癌的组织学亚型包括胆管型、肠型及胃小凹型等，胆管型与胃小凹型的肝内胆管细胞癌与结直肠癌肝转移鉴别相对容易，但原发肝内胆管的肠型腺癌与结直肠癌肝转移鉴别比较困难，临床病史非常重要，此外，腺癌周围的肝内胆管具有高级别上皮内瘤变并与浸润癌有过渡是诊断原发性胆管细胞癌的有力证据；免疫组化有一定参考价值，一般情况下胆管细胞癌表达 CK7 及 CK19，不表达 CK20；而结直肠癌肝转移表达 CK20、CDX2 及 SATB2 等，不表达 CK7 和 CK19。此外，结直肠癌肝转移还需与其他腺癌肝转移进行鉴别，临床病史及组织来源相关的免疫组化标志物有助于鉴别诊断，如肺腺癌肝转移或乳腺癌肝转移等，肺腺癌表达 TTF1 及 NapsinA、乳腺癌表达 GATA-3 及 Mammaglobin 等，而结直肠癌肝转移不表达上述标志物。

结直肠癌肝转移治疗后病理评估，参照原发性结直肠癌治疗后病理评估，常用的有 Mandard 及 Ryan 两种肿瘤消退分级（tumor regression grade，TRG）的评估方法，结合相关指南及临床实践，我们推荐使用 Ryan TRG 分级。两种肿瘤消退分级评估详细参见第二部分附录影像学和病理评估模板及各类评价标准的病理评估模板处。

2. 肝转移的临床危险因素评估　结直肠癌肝转移（CRLM）为一异质性群体，患者肿瘤生物学行为决定其肝转移切除后复发风险以及能否长期生存，同时也在一定程度上影响医生对患者治疗决策。目前在 CRLM 诊疗决策和预后中最常用的临床危险因素评估方法主要包括：

（1）基线评估：主要是临床 CRS 评分。

1999 年 Fong 提出的临床危险因素（clinical risk score，CRS），包含了 5 项指标：①原发肿瘤淋巴结阳性；②原发肿瘤切除至出现转移的时间 <12 个月；③肝脏转移灶数目 >1；④最大转移灶 >5cm；⑤癌胚抗原（CEA）>200ng/ml。记分标准：每点记 1 分，有 0~5 分 6 个分值。其中 0 分患者的 5 年生存率达到 60%，5 分患者的 5 年生存率仅为 14%。0~2 分为预后良好,3~5 分为预后不良[15]。CRS 评分可以为患者提供个体化预后信息,并在一定程度上影响医生对患者的治疗决策。但是,CRS 评分仅限于临床因素,且做不到准确预测。因此,针对 CRLM 患者的生物学评估尚需从多方向、多维度进行探索。

(2)治疗后评估:患者对术前化疗反应性,包括 RECIST 评估和 TRG 评估。

1)实体瘤疗效评价标准(response evaluation criteria in solid tumors, RECIST)评估:影像学评估主要有完全缓解(complete remission,CR)、部分缓解(partial remission,PR)、疾病稳定(stable disease,SD)和疾病进展(progression disease,PD)。化疗后影像学 PD 患者较 PR/SD 患者手术切除后生存明显低,因此对于化疗后 PD 患者应谨慎采取局部治疗,建议在更换化疗方案取得 PR 或 SD 后再行局部处理。

2)肿瘤病理退缩率(tumor regression grades,TRG)评估:术前化疗后 TRG 亦与肝转移切除术后预后相关,根据 Mandard TRG 评分[16],大量肿瘤组织退缩(TRG1~2)和部分肿瘤组织退缩(TRG3)较无肿瘤组织退缩(TRG4~5)肝切除术后患者 5 年生存率明显高。在有条件的单位,建议对术前化疗 CRLM 患者进行病理 TRG 评估,以便提供一定的预后信息。

基于目前 CRLM 肿瘤生物学行为评估手段在价值上的局限性,MDT 建议对于 CRLM 患者,应尽可能采取局部治疗手段使肿瘤病灶达到 NED。但需要权衡治疗风险和可能获益,并建议与患者及家属充分知情同意,说明可能出现的预后情况。

二、基于治疗目标和治疗方法的肝转移分类

1. 以 R0 为目标的外科切除分类标准 基于外科手术是否可达到 R0 切除为目标,评估时可将肝转移瘤分为三种类型:可切除、潜在可切除和不可切除。

(1)肝转移可切除标准:

1)技术上可切除标准:残余肝体积超过 30%~40%;保留的残肝门静脉和肝动脉血液供应和胆管引流正常,肝左、肝右、肝中 3 支静脉中,起码有 1 支或以上的静脉未被肿瘤累及,即手术中可予保留。

所有转移病灶在技术上可以手术完全切除,即 R0 切除。

同时性肝转移,肠道原发灶能 R0 切除。

2)切除禁忌证:

技术标准:①绝对禁忌证,肝内病灶无法达到 R0 切除;残余肝体积不足 30%;存在肝外病灶。②相对禁忌证,肝内病灶需通过复杂手段[如分阶段切除、门静脉栓塞、联合肝脏分割与门静脉支结扎的分步肝切除术(ALPPS)等]转化才能获得 R0 手术切除机会;R1 切除。

肿瘤学标准(相对禁忌证):技术上可切除但估计切除后高危复发(例如 CRS 评分 ≥ 3 分的高危患者),行肝切除应相对慎重;合并肝外转移;肿瘤数目 ≥ 5,目前国际上临床随机对照试验的通行标准均将转移瘤数目 ≥ 5 归为不可切除;治疗过程中肿瘤进展。

3)患者机体状况:心脏、肺、肝、肾和骨髓等器官和系统功能要能满足所行手术的要求。

4)社会经济状况及家庭支持系统:能提供医疗所需的支持。

(2)肝转移潜在可切除和不可切除的标准:不符合技术上可切除标准中任何一条者即判断为初始不可切除的肝转移,包括潜在可切除和不可切除的肝转移。

1)潜在可切除的肝转移:初始不可切除的肝转移,通过多学科参与的以缩小肿瘤病灶和增加残肝体积为目的的一系列治疗,包括转化化疗(联合靶向药物)、肝动脉灌注化疗、门静脉栓塞 / 结扎、分期肝切除、ALPPS 等,从而使这部分患者获得手术切除和 NED 的机会,称为潜在可切除的肝转移。潜在可切除的判断受较多因素影响,包括外科医生经验、理念以及医院平台、设备等。这类患者特别需要在 MDT 中由肝胆外科与其余科室医生共同讨论最终达成共识。

2)不可切除的肝转移：经过 MDT 讨论，初始不可切除的患者预计即使通过多学科手段转化治疗后，也无法进行手术切除和/或联合其他手段达到 NED，则应将这部分患者归为不可切除的肝转移。

2. 以 NED 为目标的其他局部治疗分类

(1)NED 概念：借助原发性肝癌的治疗思路，非手术局部治疗手段(例如各种消融、立体定向放疗)在肠癌肝转移治疗中的应用日益丰富，NED 概念应运而生。NED 是指肿瘤患者经过治疗以后使用现有检查方法未发现肿瘤残留的迹象，表示现阶段可发现的肿瘤已经从患者体内完全清除。NED 是 R0(完全切除)概念的扩展，R0 是以肝切除为主要/唯一局部治疗手段，而 NED 则代表了以外科切除为主，联合各种消融毁损、立体定向放疗等局部治疗从而达到彻底消灭所有可见病灶的转移瘤治疗模式。简言之，广义的 NED 应该是包括通过外科手术切除达到的 R0 状态以及通过非手术局部治疗手段达到的“无瘤状态”，而狭义的 NED，则仅指后者。在现有的非手术治疗手段中，目前认为主要是消融和立体定向放射治疗(stereotactic body radiation therapy，SBRT)最有可能让转移瘤达到 NED(相应标准详见消融治疗的标准和立体定向放射治疗的标准)。

以往肝转移仅根据能否手术切除来进行判断分类，目前发展为根据能否达到 NED 来进行分类。如果肝转移病灶通过外科切除联合其他局部治疗手段达到完全毁损，即判断为可 NED，反之则为不可 NED。基于 NED 为目标，结合外科切除的分类原则，肝转移瘤也可分为可 NED、潜在可 NED 和不可 NED。

(2)消融治疗的标准：

1)消融的适应证：大多数文献推荐的热消融直径 3cm 为最大临界值，对于直径为 3~5cm 的转移瘤能否达到外科 R0 的消融范围(完全消融)需要根据肿瘤解剖位置及有效的消融策略(如多点叠加)的使用。文献报道直径 <3cm 的局部复发率为 3%，3~5cm 的局部复发率为 4%，当肿瘤直径超过 5cm 局部复发率为 25%~45%，对于肿瘤直径

>5cm，大多不推荐使用热消融治疗[17-20]；因此，推荐热消融肿瘤直径<3cm 为标准；对于位置容易、可以获得理想的安全边界的 3~5cm 的转移瘤也可以运用，但应在 MDT 框架内与外科、内科及放疗科共同讨论后决定是否选用消融治疗。

热消融作为微创治疗技术的一种，其治疗肿瘤数目也需要综合分析，通常应用于寡转移病灶：转移器官不超过 2 个，数目 5 个以下，多数中心认为可以推荐行热消融治疗，肿瘤数目在 6~9 个，直径在 4cm 以下的，且影像学上判断可以通过消融技术达到 NED 的病例，在全身化疗基础上，也可通过 2 或 3 个治疗阶段分次完成消融治疗，这主要基于 CLOCC 研究结果的推荐[21]。对于肝切除后及消融后再次复发，肿瘤数目 <5 个，考虑肝脏功能储备的情况下首先考虑消融治疗，肿瘤数目在 6~9 个则需要考虑综合考虑肿瘤对化疗的反应、解剖位置及肿瘤大小，并参考 MDT 的讨论结果做出是否局部消融的决策[21,22]。具体临床应用时可参考表 9。

表 9 肠癌肝转移消融适应证

肿瘤学因素	推荐意见	备注
肿瘤大小	<3cm	合适位置也可放宽到 5cm
肿瘤数目	1~3 优选，通常 ≤5	参考 CLOCC 研究结果，最多不超过 9 个
肿瘤靠近主要胆管	SBRT 或不可逆电穿孔（irreversible electroporation，IRE）消融	有鼻胆管灌洗降温保护措施也可考虑常规热消融
肿瘤贴近血管（直径 ≥3）	消融后密切随访，必要时重复消融	微波消融或更高强度的射频功率，避免残留
肿瘤距离热损伤敏感器官 <1cm（胃或结肠）	采用空气或液体隔离技术再施行消融	必要时可考虑腔镜辅助下消融
合并肝外转移	肝外转移可 NED 或肝外转移非影响长期生存主要因素	不推荐姑息性消融

2）消融的绝对禁忌证：全身及肝功能状况差，无法耐受消融治疗。

3）消融的相对禁忌证：主要考虑消融治疗病灶与大血管、胆总管及邻近重要器官的关系。对于肿瘤贴近直径超过 3mm 血管,考虑热沉降的作用导致消融不彻底需要密切随访,必要时再次消融,一些中心认为通过增加消融功率和延长消融时间同样可以达到完全消融的程度,但在热消融前要告知患者热消融如果不彻底需要再次行消融治疗的可能。而微波消融及不可逆电穿孔技术可能对该类患者提供更多帮助[23]。另外,由于胆管系统难以通过热沉降原理保护胆总管及左右肝管,建议热消融治疗离开胆管的距离 1cm,能否通过鼻胆管引流保护胆管,仍需更多文献支持[23-25]。对于接受贝伐珠单抗治疗的患者,原则上应等同于外科手术标准,停药 6 周后再考虑消融,对于病灶较小,位置相对安全操作技术难度不高的患者,也应至少停药 2 周以上再考虑消融治疗。

(3)立体定向放射治疗的标准:

1)SBRT 的定义:立体定向放射治疗(stereotactic body radiation therapy,SBRT),又称立体定向消融放疗(stereotactic ablative radiotherapy,SABR)。根据美国放射肿瘤学会(American Society for Therapeutic Radiology and Oncology,ASTRO)定义,SBRT 是一种特殊放疗技术,它通过精确放疗手段,用 1 次或者小分割次数给予肿瘤病灶高剂量照射,从而使肿瘤病灶接受高剂量放疗的同时,其周围正常组织受到低剂量照射。SBRT 治疗肿瘤的机制:①高剂量照射对肿瘤细胞的直接杀伤;②高剂量照射破坏肿瘤血管,并导致局部微环境改变、引起肿瘤死亡;③高剂量照射对肿瘤杀伤的同时可以释放肿瘤相关抗原,增加抗原呈递细胞、树突状细胞的效应,进而增强了针对肿瘤的自身免疫。临床上有时可以观察到 SBRT 治疗靶区之外的肿瘤亦缩小的现象,即远隔效应。

2)适应证:肠癌肝转移病灶手术无法获得 R0 切除时,可以考虑射频消融或 SBRT。患者是否适合接受肝转移瘤 SBRT,依据几个最关键的因素,从技术可行性上可以分为三类(表 10)[26]。在毒性可控和技术允许的前提下,可以多个病灶同时照射[27-29]。

表 10　肝转移病灶 SBRT 适应证[26]

考虑因素	分类		
	适合	可能适合	不适合
肝脏转移灶数目 / 个	≤3	4	≥5
最大病灶直径 /cm	1~3	3~6	>6
肝功能	Child A 级	Child B 级	Child C 级
正常肝脏体积 /ml	>1 000	≥700 且 <1 000	<700
与危险器官的距离 /mm	>8	5~8	<5

三、基于 NED 的肝转移临床治疗决策

结直肠癌肝转移的治疗需要根据患者的身体情况、伴发病、肿瘤负荷、原发灶症状、治疗意愿、经济 / 医保状况及家庭支持等因素进行综合考量，确定治疗目标和策略后，再制订个体化的治疗方案和顺序（图 1~ 图 4）。

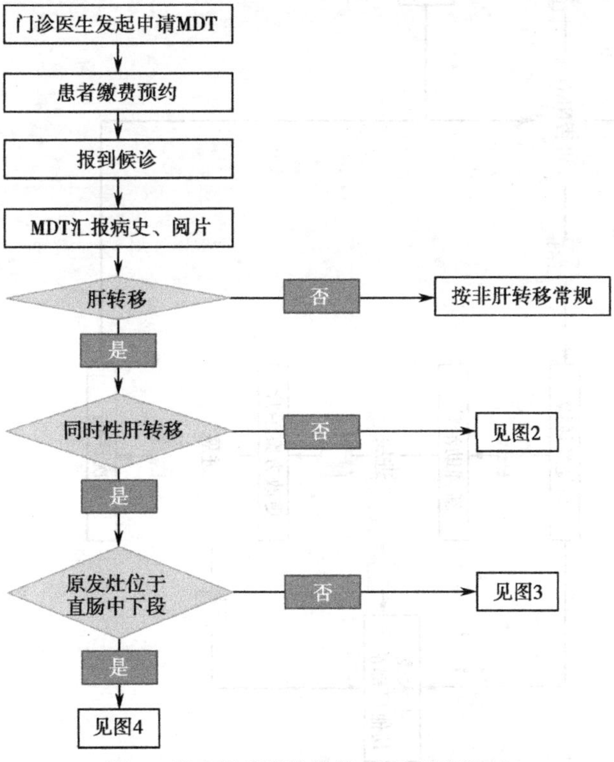

图 1　结直肠癌肝转移的 MDT 流程概述

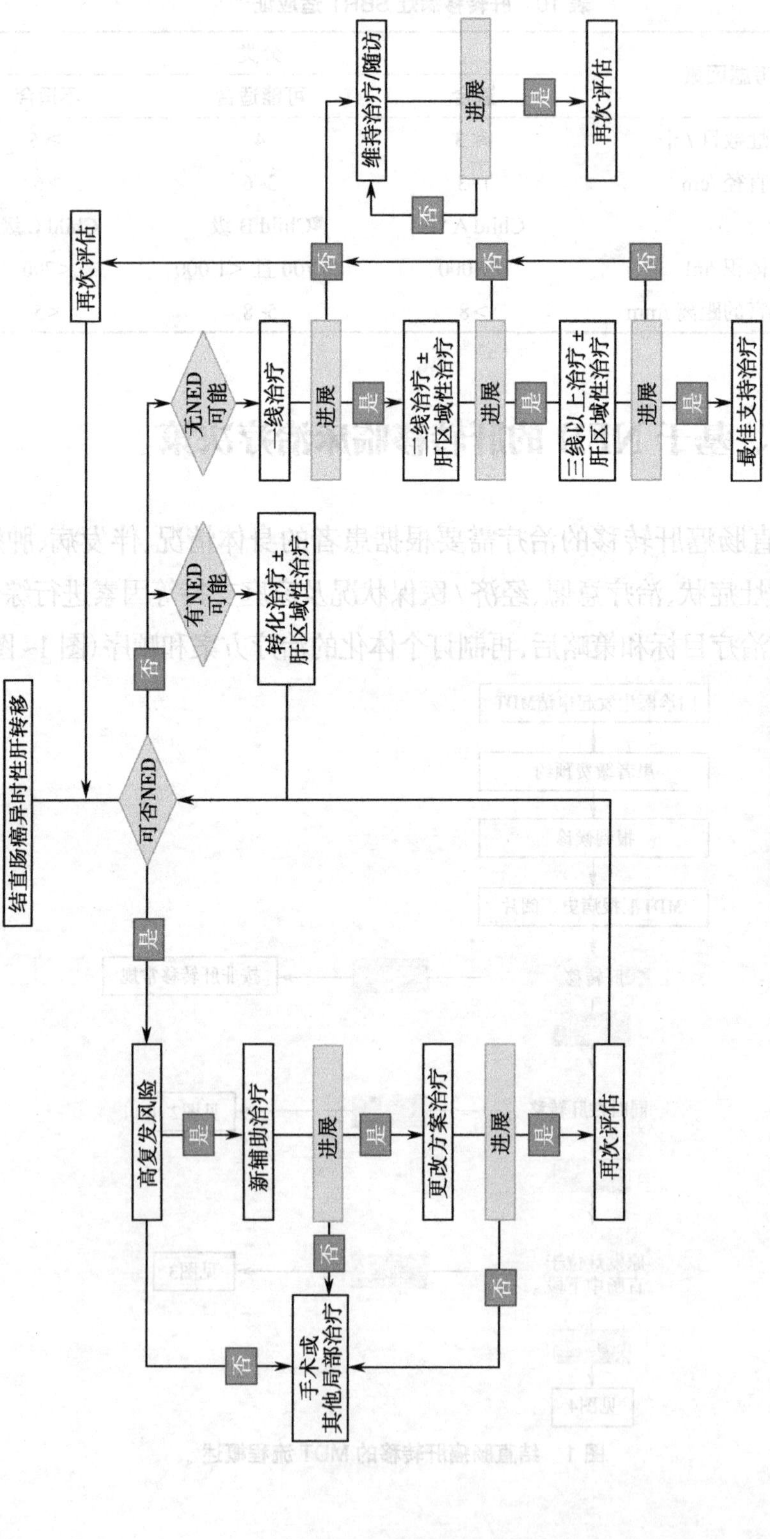

图 2 结直肠癌异时性肝转移的 MDT 流程

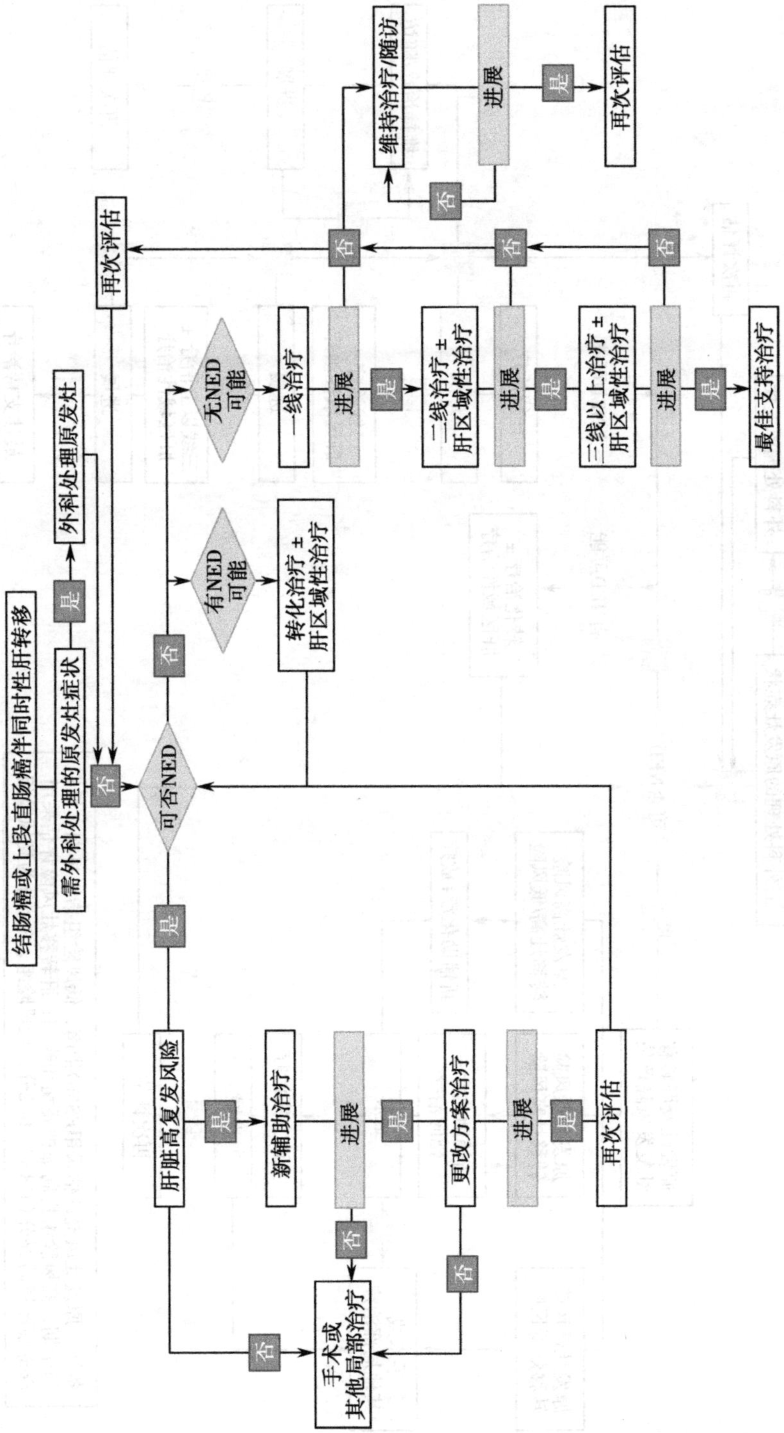

图 3　结肠癌或上段直肠癌伴同时性肝转移的 MDT 流程

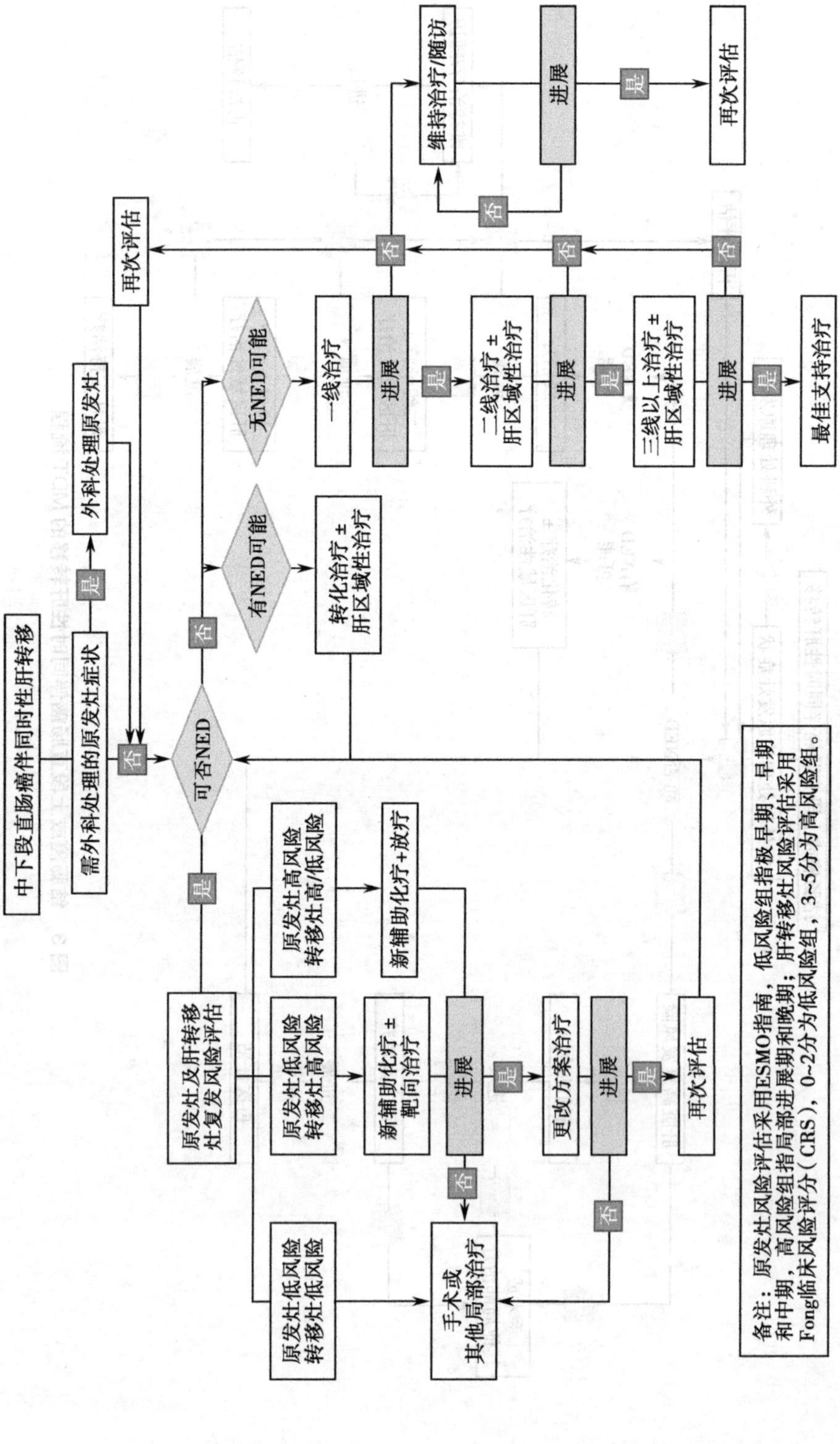

图 4 中下段直肠癌伴同时性肝转移的 MDT 流程

1. 初始可 NED 肝转移瘤的内科治疗策略

(1) 适合新辅助治疗的群体：

1) 初始技术上可 NED 患者，原则上建议行围术期化疗联合局部治疗；同时应充分评估患者肝转移瘤手术切除难易程度以及肿瘤生物学行为。

2) 外科切除复杂或 CRS 评分高危（3~5 分）或肝转移病灶 ≥ 5 个的患者，强烈建议先行术前新辅助化疗，而不是急于进行手术等局部治疗。

(2) 适合直接局部治疗 + 全身辅助化疗的群体：CRS 评分低危（0~2 分），技术上容易切除的患者，亦可以考虑选择先行肝转移瘤手术切除，术后再行辅助化疗或观察。

(3) 围术期或术后辅助化疗方案及疗程数：

1) 方案：常规推荐采用 mFOLFOX6 或 CapeOx；不推荐含伊立替康方案，不推荐靶向药物，包括西妥昔单抗或贝伐珠单抗。

2) 疗程数：新辅助化疗一般不超过 2~3 个月（双周方案 4~6 疗程，3 周方案 2~3 疗程）；避免发生影像学 CR；注意毒性控制（血液毒性、非血液毒性尤其肝脏损伤）。围术期化疗总疗程数为 6 个月（双周方案 12 疗程，3 周方案 8 疗程）。

3) 其他补充说明：外科切除复杂或肿瘤生物学行为差［包括 CRS 评分高危（3~5 分）或肝转移病灶 ≥ 5 个］的患者处理：围术期治疗方案，尤其术前，亦可以采用 mFOLFOX6+ 靶向药物［西妥昔单抗（*RAS/BRAF* 野生型左半）或贝伐珠单抗］，但尚无循证医学证据。

原发肿瘤根治性切除术后接受过含奥沙利铂辅助化疗方案，且治疗结束后 1 年内出现肝转移的患者处理：①围术期治疗可采用 FOLFIRI 加或不加靶向药物［西妥昔单抗（*RAS/BRAF* 野生型左半）或贝伐珠单抗］，术后辅助治疗采用新辅助治疗有效方案。②技术上容易切除、CRS 评分低危、难以耐受或不愿意接受进一步全身治疗的患者，亦可以考虑选择先行肝转移瘤局部处理达到 NED，术后观察。但尚无循证医学证据。

新辅助治疗过程中出现肝脏肿瘤进展患者的处理：①出现肝脏新发病灶，更换治疗方案，获得肿瘤控制后再行肝脏局部处理。②仅出现原肝脏转移病灶增大，亦建议更换治疗方案，获得肿瘤控制后再行肝脏局部处理。但针对技术上容易切除、CRS 评分低危、难以耐受或不愿意接受进一步全身治疗的患者，亦可以考虑选择先行肝转移瘤局部处理达到 NED，术后观察。但尚无循证医学证据。

2. 初始不可 NED 但有转化可能的患者

(1) 转化治疗的总体原则：对初始不可 NED 但有转化可能的患者，建议在患者身体、经济等情况许可的情况下，尽可能采用高有效率的转化方案，在最短时间内最大程度地缩小肿瘤，为患者采取包括手术切除之内的局部治疗手段达到 NED 创造机会。

(2) 转化性治疗方案选择：

1) 原发肿瘤位于左半且 *RAS* 和 *BRAF* 野生型：首选 FOLFOX/FOLFIRI/FOLFOXIRI+ 西妥昔单抗，次选 FOLFOXIRI ± 贝伐珠单抗，再选 FOLFOX/CapeOx/FOLFIRI ± 贝伐珠单抗。

2) *RAS*/*BRAF* 突变型或原发肿瘤位于右半：首选 FOLFOXIRI ± 贝伐珠单抗，次选 FOLFOX/CapeOx/FOLFIRI ± 贝伐珠单抗。

3) 补充说明：

a. 由于有研究提示原发肿瘤位于右半的 *RAS* 和 *BRAF* 野生型患者，在化疗基础上加用西妥昔单抗仍然可以提高客观有效率，所以对于原发肿瘤位于右半的 *RAS* 和 *BRAF* 野生型患者的转化治疗亦可以采用 FOLFOX/FOLFIRI/FOLFOXIRI+ 西妥昔单抗。

对于 MSI-H/dMMR 或 *POLE*/*POLD* 基因突变患者，转化治疗应使用免疫检查点抑制剂 PD-1 单抗加或不加化疗。

b. 由于肝动脉灌注（hepatic artery infusion，HAI）化疗可以使肝脏肿瘤局部药物浓度高，有研究显示 HAI 化疗后其肝转移肿瘤的客观有效率明显增加，适合 HAI 的药物有氟尿苷、奥沙利铂等。建议在有条件的单位开展临床研究探索全身 +HAI 化疗作为转化治疗方案的价值，尤其针对 *RAS* 突变或右半结肠癌肝转移患者。

(3) 转化治疗后局部治疗时机：

1) MDT 在转化治疗开始后 2 个月应重新评估肝转移是否可以 NED，一旦判断可以 NED 则立即予以包括手术切除为主的局部治疗。但对于 CRS 评分高危(尤其是病灶数目 ≥ 5 个)患者，建议可适当延长转化治疗时间至 3~4 个月。

2) 转化治疗开始后评估肿瘤缩小但仍不能达到 NED，则继续治疗，每 2 个月再次评估，一旦可以则立即予以手术切除为主的局部治疗。如化疗 6~8 个月后评估仍然不能达到 NED，但仍有有效药物可选择的患者，建议进一步更换治疗方案尝试转化，而对于难以耐受或不愿意接受治疗方案更换或无有效药物可选择的患者，则转入姑息治疗。

(4) NED 后辅助治疗：

1) 方案：建议使用转化治疗有效方案。但对于化疗加靶向药物(贝伐珠单抗或西妥昔单抗)术前转化治疗有效且取得 NED，辅助治疗是否需要在原有化疗方案基础上加用靶向药物仍有争议。

2) 疗程数：围术期(术前转化 + 术后辅助)治疗总疗程数为 6 个月(双周方案 12 疗程，3 周方案 8 疗程)。

3. 初始不可 NED 且无转化可能的肝转移瘤的处理

(1) 治疗总体原则：

1) 基本原则：以全身姑息治疗为主要治疗手段，治疗目标是延长生存，提高生活质量，采用的方案与策略基本等同于其他部位转移性结直肠癌。但对于经过全身治疗后肿瘤明显缩小，意外达到技术上可 NED 患者处理，应采取包括手术在内的积极的局部治疗尽可能使患者达到 NED。

2) 经全身治疗后肿瘤明显缩小，意外达到技术上可 NED 患者处理：临床上对于肝转移瘤是否可能转化的初始判断，即转化治疗和姑息治疗之间有时并没有清晰界限。这部分意外所得的“转化治疗”，在治疗之初并未有转化的目的(往往主要是由于转移瘤数目太多),但在前期强烈的全身治疗后肿瘤明显减少,出现了可以通过局部治疗达到 NED 的机会,这与传统的针对技术难点的转化治疗(称为“技术性转化治疗”)最大的不同点就是初始时转化目标的可预期性:这种转化难于预期、成功率低。但为了让更多患者享有 NED 的机会从而改善生存,目前临床治疗的一个趋势就是逐渐淡化转化治疗与姑息治疗的界限,转而提倡“强烈治疗”的概念,只要患者身体情况允许,初始治疗均应采用强烈治疗,为更多患者争取转化成功达到 NED 的机会。但选择方法时需权衡风险和获益,并与患者充分知情同意。术后继续采用术前有效治疗方案。

(2)治疗方案选择:

1)方案与策略:基本等同于其他部位转移性结直肠癌。

2)一线治疗方案选择:原发肿瘤位于左半且 *RAS* 和 *BRAF* 野生型:首选 FOLFOX/FOLFIRI+ 西妥昔单抗,其次选择 FOLFOXIRI/FOLFOX/CapeOx/FOLFIRI ± 贝伐珠单抗。

RAS/BRAF 突变型或原发肿瘤位于右半:首选 FOLFOXIRI/FOLFOX/CapeOx/FOLFIRI ± 贝伐珠单抗。

不能耐受高强度治疗患者:可选择静脉输注 5-FU/LV 或卡培他滨 ± 贝伐珠单抗,或 5-FU/LV+ 西妥昔单抗(左半且 *RAS* 和 *BRAF* 野生型)。

对于 MSI-H/dMMR 或 *POLE/POLD* 基因突变患者:选择 PD-1 单抗加或不加化疗。

3)维持及后线治疗方案选择:经上述一线方案充分治疗后,肝转移肿瘤达到稳定或部分缓解,但仍无法达到 NED 或者出现不可耐受的不良反应(如奥沙利铂的神经毒性),可考虑给予维持治疗或停止治疗。

维持治疗或一线方案治疗后出现肿瘤进展患者,则更换为二线治疗方案;对于维持治疗后 6 个月后出现肿瘤进展,且从原方案导致的不良反应中恢复的患者，亦可以考虑原方案重新引入。

MSI-H/dMMR 或 *POLE/POLD* 基因突变患者，一线未使用过 PD-1 单抗，后线治疗建议使用。*BRAF* 突变患者，建议使用伊立替康 + 西妥昔单抗 + 维莫菲尼治疗。*HER2* 阳性患者，建议使用曲妥珠单抗 + 拉帕替尼或曲妥珠单抗 + 帕妥珠单抗治疗。

不具备上述靶点或上述治疗失败的患者，建议使用呋喹替尼、瑞戈菲尼、TAS102 等后线治疗方案。

转移肿瘤仅局限于肝脏或以肝脏转移肿瘤为主的患者，有研究证实 ^{90}Y 放射微球经肝动脉注射（SIRT）治疗可以延长生存，对于有条件的患者，可以在全身化疗的基础上考虑加用 SIRT 治疗或单用 SIRT 治疗。

四、结直肠癌肝转移内科治疗的基本概念

1. 新辅助化疗（neoadjuvant chemotherapy） 指初始技术上可 NED 的 CRLM 患者，在手术和 / 或其他局部治疗前所给予的化疗。通常采用 FOLFOX 或 CapeOx 方案。

2. 辅助化疗（adjuvant chemotherapy） 指已通过手术和 / 或其他局部治疗达到 NED 后的 CRLM 患者所给予的化疗。通常采用 mFOLFOX6 或 CapeOx 方案或延用术前化疗有效方案。

3. 围术期化疗（perioperative chemotherapy） 指初始技术上可 NED 的 CRLM 患者，手术或其他局部治疗前、后所给予的化疗。通常采用 mFOLFOX6 或 CapeOx 方案。

4. 转化治疗（conversion therapy） 指初始评估不可 NED，但肿瘤退缩后可能通过手术和 / 或其他局部治疗达到 NED 的 CRLM 患者所给予的全身治疗。通常采用高有效率的方案，如 FOLFOX/FOLFIRI/FOLFOXIRI+ 西妥昔单抗（*RAS* 和 *BRAF* 野生型），FOLFOXIRI ± 贝伐珠单抗（*RAS/BRAF* 突变型）等。

5. 姑息治疗（palliative therapy） 指初始评估不可 NED（主要是由于转移瘤数目太多），即使肿瘤退缩后仍难以达到 NED 的 CRLM 患者所给予的化疗。治疗的主要目标是延长生存，提高生活质量，采用的方案与策略基本等同于其他部位转移性结直肠癌，主要是化疗联合靶向治疗。但对于经过全身治疗后肿瘤明显退缩，评估可以达到 NED 的患者，仍应考虑积极的局部处理使患者达到 NED。

五、结直肠癌肝转移的局部治疗方法

1. 外科手术治疗

（1）结直肠癌肝转移瘤的外科治疗总原则：结直肠癌肝转移瘤的手术切除原则与肝细胞癌有较大的区别。肝细胞癌大多数合并乙肝肝硬化；易侵犯脉管，形成瘤栓；对化疗不敏感；通常强调肝组织解剖性切除；对于左右肝多发肿瘤，一般选择非手术治疗，如肝动脉化疗栓塞。而结直肠癌肝转移瘤一般不合并肝硬化，但可合并化疗后肝损伤，术前评估必须注意这一点，如奥沙利铂（oxaliplatin）可引起肝窦阻塞（蓝肝综合征），伊立替康（irinotecan）可导致脂肪性肝炎（黄肝综合征）；肝转移瘤合并脉管瘤栓较少；大多数对化疗敏感；手术不追求解剖性肝切除[30]，尤其对于存在多个转移灶，分布在多个肝段者，使用非解剖性切除可以提高肿瘤切除率，并尽可能保留有功能的肝组织，可降低术后并发症发生率，对术后复发的患者，仍有足够的肝脏进行二次手术切除[31]；切缘达到 1mm 即可获得满意的无瘤生存率[32]；把肿瘤从紧贴的脉管（如肝中静脉）上剔除，也很少局部复发；左右肝多发肿瘤切除术后，也可以达到较好的疗效。

1）同时性结直肠癌肝转移的外科治疗原则：一般来说，肝转移发生在结直肠癌确诊后 6 个月以上，属于异时性结直肠癌肝转移；结直肠癌确诊同时或 6 个月以内，属于同时性结直肠癌肝转移。异时性结直肠癌肝转移治疗比较简单，主要针对肝转移瘤治疗；同时性结直肠癌肝转移，通常提示肿瘤生物学特性较差，治疗比较复杂。

对于同时性结直肠癌肝转移的手术治疗方案包括原发肿瘤优先，同期切除或肝转移瘤优先。经典的方案是原发肿瘤优先的分期治疗，即先切除原发肿瘤，再全身化疗，然后切除肝转移瘤。对于原发肿瘤不严重，但肝转移瘤进展迅速的患者，因影响患者生存的主要因素是转移瘤并非原发肿瘤，可先行肝切除术处理转移瘤(liver first)，再行原发灶切除。对于直肠癌肝转移行新辅助放化疗后，可以先切除肝转移瘤，直肠癌切除可以推迟甚至避免。部分肿瘤对新辅助化疗反应敏感，化疗后肝转移瘤明显退缩，可导致术中无法对肿瘤进行定位而增加肝切除术的困难。对于潜在可切除的患者，转化治疗后肝转移瘤可切除，有时需要先行处理肝转移灶，以免在手术治疗结直肠癌原发灶过程中，由于停止化疗，肝转移灶增大变得不可切除。因此需要及时评估化疗后肝肿瘤的情况以准确把握手术时机，选择肝脏优先方案，避免肝肿瘤切除困难的问题。

如果患者伴有结直肠癌相关的严重并发症，例如严重的肠梗阻、出血、肠穿孔等，应优先切除原发肿瘤。需急诊手术的患者由于缺少详细全面的术前检查资料和较高的感染发生机会，不建议同期切除肝转移瘤，这类患者也通常没有机会接受新辅助化疗。部分合并肠梗阻的患者可以通过内置结肠支架，而缓解肠梗阻，避免急诊手术。对于没有合并结直肠相关并发症的患者，原发肿瘤优先方案有利于减少肿瘤进展导致的肠梗阻、出血等风险。

对于计划同期手术者，有研究建议同时切除肝段不超过 3 个(minor resection)，年龄 <70 岁并排除严重合并症[33]。但是，目前在行肠癌根治术同时可以切除多大范围肝组织，还没有共识。应该综合患者的多种因素，按个体化原则决定，这些因素包括年龄、一般状况、伴发病、原发灶手术的复杂性、肝转移瘤数目和分布、医疗条件和医生的经验等。

MD Anderson 癌症中心报道 156 例同时性结直肠癌肝转移，142

(83%)例患者切除了全部肿瘤,同期联合切除 43 例,原发肿瘤优先切除(经典方法)72 例,肝转移瘤优先切除 27 例[33]。同期联合切除组、经典方法组和肝转移瘤优先切除组,术后并发症发生率分别为 47%、51% 和 31%(差异无统计学意义);术后死亡率分别为 5%、3% 和 0%(差异无统计学意义);同期联合切除组、经典方法组和肝转移瘤优先切除组 5 年总生存率分别为 55%、48% 和 39%(差异无统计学意义)。目前对选择何种方案并没有统一建议,因为三种方案的生存获益并没有显著差别[34,35]。

同时性结直肠癌肝转移患者的手术治疗时机还应该同时考虑个体情况。分期手术较同期切除会增加患者手术时间、住院时间和经济负担,因此,除了考虑治疗效果、肿瘤特点等因素之外,还应当考虑患者对不同治疗方案的心理接受程度以及经济情况,避免因无法接受二次手术或因经济压力放弃治疗而影响总体生存获益。总之,手术方案的制订,应该避免发生术后严重并发症,以免推迟化疗,影响总体治疗效果。

2)异时性结直肠癌肝转移的外科治疗原则:异时性肝转移瘤有别于同时性肝转移,其原发肿瘤已手术切除,且需要对患者既往化疗情况的评估。对于可切除的肝转移瘤,其治疗方法包括手术切除肝转移瘤,并根据肿瘤和既往化疗情况,选择围术期化疗。对于不可切除的肝转移瘤,如有机会可进行转化治疗,并密切观察评估,一旦肿瘤可以切除,应尽快手术。

结直肠癌伴有肝转移和肺转移,是否切除肝转移灶和肺转移灶,目前临床证据不多。对于一些高度选择的患者(单个肺转移,肺转移发生在结直肠癌 3 年后),手术切除可达到比较好的疗效[36]。结直肠癌肝转移患者同时合并全身其他器官广泛转移,按晚期肿瘤处理,可行姑息性全身化疗。

肝转移瘤切除术前 2~3 个月的新辅助化疗期间,可以增加对肿瘤生物学特点的了解,从而筛选出手术切除获益较大的患者。对于化疗后进展快、恶性度高的肿瘤类型，原发肿瘤优先方案中两次手术的间隔时间，一方面可能导致肝转移瘤进展，而无法进行肝转移瘤手术切除；另一方面，也利于发现全身转移病灶，从而避免无意义的肝切除手术。结直肠癌肝转移围术期化疗的适应证等参见本共识基于 NED 的肝转移临床治疗决策部分。

（2）手术基本原则：

1）注意评估化疗后肝损伤及肝脏储备功能。

2）一般采用保留肝实质的肝切除方式，如楔形切除、肿瘤剔除、亚肝段切除等，尽可能保留有功能的肝组织，使用非解剖性切除可以提高肿瘤切除率，增加复发再切除机会。

3）肝切缘阴性（切缘 1mm 以上），*RAS* 或 *BRAF* 突变者尽量做到宽切缘（>10mm）。

4）如果肿瘤紧贴重要脉管（如肝中静脉），可从血管壁剥除肿瘤。

5）肝切除可联合术中消融处理部分位置较深的小肿瘤（ ≤ 3cm）。

6）术后复发患者，只要残存足够功能的肝组织，仍可考虑再次肝切除。

（3）手术时机：

1）原发灶、肝转移瘤同期切除：应该综合考虑患者的个体化因素，如年龄、一般状况、伴发疾病（心、脑、肺、肾、代谢等）、原发灶手术的复杂性、肝转移瘤数目和分布及手术难度、医疗条件和医生的经验等。

2）优先处理原发灶，分期切除肝转移瘤：患者伴有原发灶的严重并发症，例如严重的肠梗阻、出血或肠穿孔等；急诊手术患者应避免同期肝切除，以减少术后感染及肝脏切除并发症的风险；部分合并肠梗阻的患者可以通过肠道支架缓解梗阻，避免急诊手术。化疗后肝转移瘤缩小或稳定、负荷不大的患者，考虑先切除原发灶。

3）优先切除肝转移瘤：对于肝转移负荷重、肝转移分布广、复发高危因素多，尤其是通过强力转化治疗降期有机会得到 R0 手术的患者，可选择肝脏优先（liver first）的策略，避免处理原发灶后肝转移灶再次进展，从而错失手术机会。化疗后肝转移瘤明显退缩，有可能导致术中无法对肿瘤进行定位而增加肝切除术的困难，且原发肿瘤不适合同期切除，可优先切除肝脏病灶。直肠癌肝转移同期放化疗后达到直肠病灶完全缓解，可以先切除肝转移瘤，原发灶切除可以推迟，甚至避免。

(4) 提高肝转移瘤切除率的外科方法：

1) 联合术中消融：对于多发、位置深在、直径 <3cm 转移瘤可联合术中消融，既可提高根治切除率，又可降低术后并发症风险。

2) 门静脉栓塞：对于残余肝不足的患者，可予以门静脉栓塞治疗，3~4 周后再次影像学评价肝脏增大情况及手术可能性；阻断荷瘤侧的门静脉导致肝叶萎缩，拟保留侧肝脏代偿性增大，体积足够后再行肝切除；肿瘤同时分布于左肝和右肝患者，可先行一侧肝叶转移瘤切除术，再行对侧门静脉栓塞，待肝剩余体积增大后，再行第二次肝切除术；须注意门静脉栓塞后残肝肿瘤可能出现生长加速。

3) 联合肝脏离断和门静脉结扎的二步肝切除术：通常针对须行扩大右半肝切除残肝体积不足者。一期手术先行门静脉右支结扎，在拟断肝平面原位离断肝实质，同时切除左肝肿瘤；保留侧肝体积增大到足够范围后进行第二次肝切除手术；联合肝脏离断和门静脉结扎的二步肝切除术有较高的手术风险，应该在大型医疗中心由具有丰富肝切除经验的外科医生进行。

(5) 术后肝内复发的处理：随访过程中若发现患者出现肝脏复发病灶，应鉴别是新发病灶还是切缘复发或消融灶局部复发，应再次行 MDT 讨论，重新评估再次手术或者其他局部治疗的可能性。

2. 消融治疗

(1) 消融治疗的概念：广义上包括各种冷热消融、三维立体定向放疗（SBRT）、栓塞化疗（TACE）及放射栓塞（SIRT），狭义上就是指射频、微波、冷冻及最新的不可逆电穿孔消融，针对肠癌肝转移，热消融技术（射频及微波）的应用较冷消融及不可逆电穿孔更加广泛。热消融技术治疗结直肠癌肝转移是通过影像导引（CT、超声或 MRI 等引导）单个位点一次消灭直径 3~5cm 范围内的肿瘤组织。对于局部病变消融可达到 0 级动力学杀灭，有精准、微创、可重复施行的优点，其 5 年生存率为 17%~51%。微波消融由于升温快、消融时间短以及可以多针并用达到更大消融体积、对抗肿瘤周围血管“热沉降效应”等优点，近年来使用得越来越普及，但在并发症的发生、局部控制率及远期疗效是否优于射频消融仍然值得探讨。冷冻消融、不可逆电穿孔消融、激光消融目前也有文献报道，但仍需要更多的数据及长期随访结果加以验证。

⑵消融治疗的一些特殊应用场景：消融治疗通常针对寡转移病灶，联合全身化疗、外科手术或 SBRT 以达到 NED 的治疗目标，但临床实践中，有些特定场景也可考虑尝试应用消融治疗。这里，结合中山大学附属肿瘤医院 MDT 的多年临床实践，推荐如下：①广泛肝转移化疗后的寡转移状态，可通过消融达到 NED 状态；②非寡转移化疗过程中的寡进展；③新辅助或转化治疗容易消失的小病灶，通过消融在化疗开始前进行毁损；④化疗控制理想但又非消融最佳适应证且不考虑其他局部治疗的寡转移病灶；⑤达不到 NED 的目标，但个别病灶的处理能明显改善症状，提高患者生活质量。

⑶临床疗效评估：射频消融治疗后，疗效评定应包括两方面。

1）技术成功标准：射频消融治疗后即刻或在 1 个月内肝脏三期 CT/MR 检查，肿瘤消融区增强扫描无强化。

2）随访评价指标：治疗结束后 1、2、3 个月行肝脏三期 CT/MR 检查、肿瘤标志物及肝功能检查等；第 3 个月复查若无残余肿瘤及新发肿瘤可将 CT/MR 随访间隔延长为 3 个月，1 年后仍无新发肿瘤或肿瘤复发，CT/MR 复查可每 3~6 个月 1 次。

完全消融：肝脏三期 CT/MR 随访，肿瘤消融区无强化病灶。

不完全消融：肝脏三期 CT/MR 随访，肿瘤消融区残留强化病灶。

局部肿瘤进展：先前判定为肿瘤完全消融区内或其相连部位出现新发强化病灶。

3. 立体定向放射治疗(SBRT)

(1)SBRT 的技术要求：建议 SBRT 采用 4D-CT 扫描技术。通常由 IMRT 或 IGRT 技术途径实现，可以选用各类直线加速器(包括 TOMO 治疗机)、γ 刀、X 刀、射波刀或质子治疗来完成。SBRT 的实施要求精确的肿瘤定位，减少正常组织受照射体积。现在常用于控制肿瘤病灶及器官移动的方法称为运动限制，例如通过腹部加压装置限制呼吸运动；另一种处理肿瘤移动的方法称为呼吸平衡系统，通常包括呼吸门控和肿瘤实时追踪装置。每次照射均需要行图像引导匹配，保证放疗的精度。

(2)靶区勾画：建议同时采用 CT 和 MR 定位。MR 定位可以更清晰地显示肿瘤边界，区分水肿、肿瘤和正常肝组织。此外，应用 PET/CT 定位并根据 PET 融合图像进行靶区勾画，有利于识别肿瘤，减小靶区勾画差异。影像学上可见的大体肿瘤定义为肿瘤靶区(gross tumor volume，GTV)。计划靶区(planning target volume，PTV)需要根据实际应用的照射技术与工作条件，综合考虑呼吸运动引起的内部靶区体积(internal target volume，ITV)和摆位引起的误差，在 GTV 的基础进行横向外扩和纵向外扩，不需要单独定义临床肿瘤靶区(clinical tumor volume，CTV)。

(3)分割方式与照射剂量：目前没有明确最佳的分割方式与照射剂量。目前研究中，肝脏 SBRT 治疗有许多不同的分割方式，常用剂量模式为 24~60Gy/3~10 次。剂量考虑因素包括肿瘤大小、肿瘤部位(与危及器官的关系)、正常肝脏体积以及肝脏基础功能。有研究建议对于不同大小的肝转移瘤给予不同的照射剂量；在不同分次模式下，需进行计算和调整。为了达到满意的局部控制率，在正常组织可耐受的前提下，要求生物等效剂量(BED)10 ≥ 100Gy[37-39]，但最佳的 BED 剂量尚不清楚。

(4)正常组织剂量限制：对肝功能分级为 Child-Pugh A 的患者，常规分割放疗正常肝脏(总肝脏体积减去 PTV)平均剂量 ≤ 23Gy。在不同分割模式下，肝脏、胃、十二指肠、小肠、结肠、肾脏和脊髓的剂量限值尚没有统一的标准，可以参照常规放疗分割的剂量限值进行换算以及 NRG/RTOG 临床试验的剂量限制标准[26]；表 11 为假定 3 次照射的前提下既往研究给出的正常组织剂量限定建议[40]；注意计划设计时需要保证有一定体积的正常肝脏不受高剂量照射。

表 11 假定为 3 次照射的前提下，SBRT 正常组织剂量限定建议[26]

器官	剂量限制建议
正常肝脏（肝脏总体积减去肝转移累积体积）	>700cm^3 的体积接受 <15Gy 的剂量
脊髓	D1cm^3<18Gy
双肾	V15Gy<35%
胃、十二指肠、小肠	D3cm^3<21Gy
心脏	D1cm^3<30Gy
肋骨	D30cm^3<30Gy

（5）疗效：SBRT 治疗直径 <3cm 的转移灶可以达到 ≥90% 的局控率，3~6cm 的转移灶在正常肝体积和肝功能储备足够的前提下亦可以考虑 SBRT 治疗，取得良好的肿瘤控制[27,28,39]。

（6）不良反应：SBRT 治疗肝转移是安全有效的治疗手段，3 级以上不良反应 <5%，涉及的脏器主要包括肝脏、小肠、胃、食管、肾脏、脊髓等。随着认识增加，正常组织限量的规范化，不良反应发生率仍会进一步降低。其他一些可能出现的早期不良反应还包括恶心、呕吐、食欲下降、发热及寒战等。虽然 3 度及以上急性和晚期不良反应发生率 <5%，仍需谨慎对待。

4. SIRT、DEBIRI 前面提过，广义的消融包括肝动脉灌注化疗、栓塞化疗及选择性内放射治疗（SIRT），通称为局部区域性治疗。这三种治疗通常也是由介入专科医生在介入手术室操作完成。肝动脉灌注化疗很多中心都有开展，但相比较而言，栓塞化疗和 SIRT 较少受到关注。一方面是很多医院的 MDT 团队中介入专科医生重视程度不够，另外是 SIRT 需要用到的 ^{90}Y 放射微球还没有能够进入中国市场。

栓塞化疗目前有较多证据的主要是伊立替康载药微球经肝动脉给药(DEBIRI)。其原理主要是利用肝转移瘤主要由肝动脉供血以及吸附伊立替康后的微球栓塞停留在肿瘤微血管床持续释放高浓度药物两方面的机制来提高肝内病灶疗效。已有小样本随机对照研究证实 DEBIRI 较全身应用伊立替康能延长肝内病灶的 PFS 并能减少伊立替康全身应用的不良反应,如腹泻、骨髓抑制以及脱发、乏力等,但 DEBIRI 应用后的栓塞综合征较常见,特别是肝区疼痛,部分患者栓塞后出现重度疼痛,需要在围术期加强预防和及时处理,提高患者耐受性及治疗的舒适度。

SIRT 是应用 ^{90}Y 放射微球经肝动脉注射,目前已有很多研究证实这项技术单独或联合全身化疗能显著改善肝转移病灶的无疾病进展时间,并推荐尽早使用,越是后线使用效果越差[41-43]。尽管 SIRFLOX 研究未能证实全身化疗联合 SIRT 较单纯化疗能改善肠癌肝转移患者的总生存,主要在于这一研究纳入了超过 1/3 的肝外转移患者,但在全身化疗基础上加上 SIRT 能提高转化治疗疗效,较单纯全身化疗相比肝切除率提高 9.2%[41],因此在转化治疗方面,全身化疗联合 SIRT 的价值值得继续深入研究。另外,对于常规系统性治疗失败或因高龄、体弱等不耐受化疗的肝转移患者,SIRT 作为一线或化疗耐药后的后线治疗不失为一个理想的选择,但仍需更大样本量的随机对照研究加以证实其确切的疗效。DEBIRI 技术目前在国内很多中心已开始应用,但 SIRT 的 ^{90}Y 放射微球还没有进入中国市场,相信在未来进入中国市场后,会造福更多的有适应证的患者。

5. 肝动脉灌注化疗 肝动脉灌注化疗(hepatic atrialinfusion,HAI)是指通过植入泵将化疗药物长时间、稳定地泵入肝动脉的一种治疗策略,从而极大提高肿瘤组织中化疗药物浓度。其原理主要基于肝脏转移肿瘤的供血 90% 以上来源于肝动脉。在单一氟尿嘧啶(5-FU)化疗药物的年代,多项临床研究已经证实 5-FU 全身化疗的基础上联合 FUDR HAI 在 CRLM 转化治疗和肝切除术后辅助治疗的价值。继

20 世纪 90 年代以后，伊立替康、奥沙利铂等新型细胞毒药物及贝伐珠单抗、西妥昔单抗等靶向药物相继被批准用于转移性结直肠癌的治疗，而 5-FU 单药全身化疗也逐渐被 FOLFOX、CapeOx、FOLFIRI 加或不加靶向药物等多种联合化疗方案所替代。虽然仍有研究提示在上述联合方案的基础上联合 HAI 仍然可以进一步提高转化治疗和肝切除术后辅助治疗疗效，但由于多为小样本、回顾性研究且年代跨度大，因此这一手段并未得到学者的广泛认可和临床应用。建议在国内有条件的治疗中心开展前瞻性随机对照研究进一步评估 HAI 治疗的价值。

(1) 适应证：初始不可切除肠癌肝转移转化化疗，可切除肝切除术后辅助化疗。

(2) 常用药物：目前临床上最常用于 CRLM 的 HAI 化疗药物有氟尿苷(FUDR)、奥沙利铂等。

(3) 给药方式：临床上多采用全身化疗联合 HAI 给药方式。HAI 给药后，患者外周静脉药物浓度较低，因此全身不良反应相对较轻，但对肝外病灶的疗效控制欠佳，因此临床上大多采取联合治疗。

(4) 肝动脉泵及导管植入方法：可以通过手术植入，也可以经皮放置。

(5) 不良反应：HAI 的主要不良反应为胆管硬化所致的肝功能损害包括胆红素水平升高、转氨酶水平升高、碱性磷酸酶水平升高和谷氨酰转肽酶水平升高等；导管相关的不良反应主要包括导管移位、脱落、破裂、肝动脉闭塞，插管所致的血栓形成、感染、出血等。与导管植入相关的技术不良事件发生率取决于治疗中心的经验水平，其他不良反应发生率可以经过有效预防措施降低，因此，HAI 治疗需要有经验的导管植入团队和护理团队，这在一定程度上限制了 HAI 在临床的广泛推广和应用。

(6) HAI 操作规范：

1) 双侧腹股沟手术操作区常规碘伏消毒，铺孔巾、中单及大单。

2) 右侧腹股沟韧带中点下方 1.5cm 处 2% 利多卡因 10ml 局部浸

润麻醉皮肤、皮下组织直至右股动脉壁周围神经丛。

3) 18G 动脉穿刺针穿刺右股动脉成功后，经穿刺针推送超滑泥鳅导丝进入右股动脉、右髂外动脉直至腹主动脉，撤出穿刺针，经泥鳅导丝推送 5FYashiro 或 RH 导管进入腹主动脉。

4) 撤出泥鳅导丝，利用成袢技术将导管分别选择性插管至腹腔动脉及肠系膜上动脉造影，明确肝转移瘤的确切供血血管。若转移灶供血动脉仅来自肝固有动脉，则用弹簧钢圈预防性栓塞胃十二指肠动脉，药盒导管头部停留于肝总动脉或肝固有动脉。对于转移灶血供来自腹腔动脉的分支及肠系膜上动脉分支双重供血的，选择优势供血动脉作为药盒导管留置血管，用弹簧钢圈栓塞非优势供血血管。利用泥鳅导丝的导向超选择及同轴导管交换技术，将药盒留置导管头部留置于目标动脉内（推荐使用磁共振扫描不产生伪影的铂金弹簧钢圈栓塞动脉）。

5) 在右侧大腿股动脉穿刺点正下方 1cm 处皮下注射 2% 利多卡因 10ml 做浸润麻醉并作一纵行 3cm 切口，于距离皮下 5mm~2cm 深度分离皮下脂肪层形成皮下囊腔，以容纳动脉输液港体。于合适长度截断留置导管并与输液港体连接固定后埋置于皮下囊腔内，输液港专用穿刺针穿刺入港体内推注造影剂确定留置管头无移位后逐层缝合皮下组织及皮肤。伤口敷料包扎固定，嘱患者回病房后右侧下肢制动 12h。

六、随访

随访是评价肿瘤治疗效果及预后的重要手段，是 MDT 讨论不可或缺的一环。完善的随访信息能使 MDT 成员及时掌握患者的预后状态，并对治疗策略进行适当的调整。同时，真实的随访资料也是总结 MDT 讨论效果、评价 MDT 水平以及科研的重要依据。

MDT 制度中应明确规定随访的负责人、方式、时间间隔、随访项目等具体内容。随访应该由相对固定的人员负责，可以是医院随访部门中的专职人员，也可以是结直肠癌专科相应的工作人员。在患者诊疗过程中，MDT 成员也应配合随访工作，开具相关的检查。随访员应该熟练掌握随访的方式方法，从讨论记录中获取详细的患者资料，逐一予以登记，能动态更新随访信息，并且定期将随访统计的结果在 MDT 讨论时反馈到各成员。随访方式有多种，包括查看患者的门诊及住院诊疗记录、医院信息系统内保存的影像学和检验资料，发送信件、电子邮件、手机短信等或直接致电，还可以从疾病控制中心及户籍部门获取信息等。

大多数患者经过 MDT 讨论后，需要接受相关检查和治疗，因此近期内随访资料比较完善。结直肠癌术后复发转移多数发生在 2 年之内，因此推荐术后或放疗、化疗后患者每 3~6 个月随访 1 次，直至 2 年；以后每 6 个月进行 1 次，直至 5 年；5 年以后每年随访 1 次。为保持影像学检查的可比性，建议患者随访时采用与治疗前一致的检查方式。由于增强的 MRI 对于肝脏病灶的数目和性质判断比增强 CT 更具有优势，因此推荐若无检查禁忌，随访期间每 6 个月进行 1 次肝脏增强 MRI 检查，2 年后改为 6~12 个月 1 次。其余间隔时间肝脏病灶随访可采用 B 超或增强 CT 代替。若发现可疑新发病灶，可加做肝脏超声造影作为参考。原发病灶区域、腹腔其余部分可根据临床需要选择增强 CT 或 MR 或 B 超进行随访检查（若原发病灶位于直肠，推荐采用增强 MRI 进行盆腔检查）。胸部增强 CT 每 6~12 个月 1 次，间隔期间肺部随访可用 X 线检查代替。其他随访项目包括：症状询问及体格检查，CEA 及 CA19-9 等肿瘤标志物检查，电子结肠镜检查等。若患者出现骨转移相关症状，可进行全身骨 ECT 扫描。上述影像学检查发现的可疑新发病灶性质不能判断，并且对临床策略有影响时，推荐 PET/CT 检查，但需注意术后早期的假阳性及放化疗后、黏液腺癌、病灶过小等引起的假阴性结果。

随访过程中若发现患者出现肝脏新发病灶或其他器官转移，与患者沟通后，应再次安排 MDT 讨论，重新评估治疗的可能性。

七、术后复发的处理

结直肠癌肝转移行肝切除术后，肿瘤有可能在肝脏和肝外复发，其中肝脏复发率为 35%~40%。如果患者没有肝外转移，且身体状态良好，可耐受手术，这些高选择性患者仍然可以再次切除。对于复发间隔超过一年的患者，再次手术能带来更理想的效果。据回顾性研究报道，再次肝切除术后 2 年总生存率为 20%~43%，围术期死亡率均 <5%[37,38,44]。

对于肝切除后残肝体积不足以耐受再次肝切除手术或一般情况不能耐受肝外科手术者，可考虑局部消融毁损治疗，毁损适应证参照表 9。对于接受过胆肠吻合术尤其是影像学上有肝内胆管积气患者，特别警惕消融手术易引起肝脓肿，应充分评估感染风险并加强围术期预防性使用足量抗生素，推荐优先选用针对革兰氏阴性杆菌的头孢类抗生素如头孢哌酮钠舒巴坦钠（舒普深）。

结直肠癌肝转移术后或消融术的肝内复发，需依从于患者的总体治疗策略，可以考虑局部放疗如 SBRT。适应证、分割模式以及照射剂量等与未曾接受过手术治疗或消融治疗的肝转移灶 SBRT 基本一致。但需要注意的是，术后或消融术后可能正常肝体积较小，因此需要格外关注保护正常肝组织；其次，肝脏转移病灶行部分肝叶切除术后，可能导致复发病灶紧贴或邻近空腔脏器，SBRT 有可能导致较为严重的放疗急性反应甚至发生出血、穿孔，在制订放射治疗计划时宜特别慎重。

八、附录

1. 影像学评估模板

（1）直肠癌原发灶的 MRI 报告模板：

直肠肿瘤下缘至肛缘的距离：**mm

下段（<50mm）。

中段(50~100mm)。

上段(>100mm)。

肿瘤与腹膜反折的关系：上方，骑跨，下方。

T 分期：

T_1：侵犯至黏膜下层。

T_2：侵犯至固有肌层。

T_3：侵犯至浆膜下或无腹膜覆盖的直肠系膜。

a：浸润深度 <5mm。

b：浸润深度 5~10mm。

c：浸润深度 >10mm。

T_4：

a：腹膜反折受累。

b：侵犯邻近器官。

N 分期：

直肠系膜见多个小淋巴结。

N_0：未见转移性淋巴结。

N_1：区域转移性淋巴结 1~3 个。

a：1 个淋巴结。

b：2~3 个淋巴结。

c：癌结节。

N_2：区域转移性淋巴结 ≥4 个。

a：4~6 个淋巴结。

b：≥7 个淋巴结。

侧方淋巴结(LLN)：盆壁淋巴结，阳性 / 阴性。

直肠系膜筋膜(MRF)：

阳性，见于序列(Se)层面(Im)。

阴性。

肠壁外血管侵犯(EMVI)：阳性，可疑，阴性。

(男性)前列腺及精囊腺大小、形态及信号未见明显异常。膀胱充盈良好,境界清楚,未见结节或肿物。盆腔未见积液。双侧腹股沟未见肿大淋巴结。

(女性)子宫及宫颈形态、大小正常,未见明显异常信号。双侧附件区未见明显异常信号。膀胱充盈良好,境界清楚,未见结节或肿物。盆腔未见积液。双侧腹股沟未见肿大淋巴结。

诊断:直肠上/中/下段癌(T**N**),肛管+/–,MRF+/–,EMVI+/–,左/右/双 LLN+/–。

(2)直肠癌原发灶的腔内超声报告模板:

经直肠超声描述:

入肛约 **cm 可探及肿物最下缘,病变长约 **mm,厚约 **mm,占据肠腔约 ** 周(钟点法:以腹正中线为 12 点钟,** 点 ~** 点)。

病变内部回声不均匀,病灶处直肠黏膜层/黏膜下层/固有肌层回声模糊或者中断/不均匀增厚,外膜回声连续/模糊/中断。病灶呈条索状/团块状侵犯直肠系膜,浸润深度约 **mm。直肠系膜筋膜侵犯阳性/阴性。病灶与周围组织分界清楚/不清。

肛门内/外括约肌,肛提肌连续/模糊/中断。

膀胱未见侵犯改变。

(男性)前列腺、精囊腺未见侵犯改变。

(女性)子宫、双附件区、阴道未见侵犯改变。

CDFI:上述病灶内可探及短棒状血流信号,测得动脉频谱 Vp=**cm/s,RI=**。

肠旁可探及 * 个淋巴结回声,大小/最大约为 **mm,类圆形,淋巴门未能探及。

超声诊断:

直肠肠壁实性占位性病变,考虑直肠癌(uT**N**),MRF+/–。

肛门内外括约肌、肛提肌有无受侵。

膀胱/前列腺/精囊腺/子宫/阴道/双附件区有无受侵。

(3)直肠癌原发灶新辅助治疗后的腔内超声报告模板：

经直肠超声描述：

新辅助治疗后，入肛约 **cm 可探及肠壁增厚 / 肿物最下缘，病变长约 **mm，厚约 **mm，占据肠腔约 ** 周（钟点法：以腹正中线为 12 点钟，** 点 ~** 点），较前缩小。

病变内部回声不均匀，肠壁增厚模糊，病灶处直肠黏膜层 / 黏膜下层 / 固有肌层回声模糊或者中断 / 不均匀增厚，外膜回声连续 / 模糊 / 中断。直肠系膜筋膜侵犯阳性 / 阴性。病灶与周围组织分界清楚 / 不清。

肛门内 / 外括约肌，肛提肌连续 / 模糊 / 中断。

膀胱未见侵犯改变。

(男性)前列腺、精囊腺未见侵犯改变。

(女性)子宫、双附件区、阴道未见侵犯改变。

CDFI：上述病灶内可探及短棒状血流信号，测得动脉频谱 Vp=**cm/s，RI=**。

肠旁可探及 * 个淋巴结回声，大小 / 最大约为 **mm，类圆形，淋巴门未能探及。

超声诊断：

直肠癌新辅助治疗后，肠壁病灶较前缩小 / 回声改变，考虑直肠癌放化疗后改变，(是 / 否)达 uCR。

肛门内外括约肌、肛提肌有无受侵。

膀胱 / 前列腺 / 精囊腺 / 子宫 / 阴道 / 双附件区有无受侵。

(4)结肠癌原发灶的 CT 报告模板：

(升 / 横 / 降 / 乙状)结肠肠壁增厚，以(前、后、左、右)壁为主，最大层面大小约为 **mm × **mm，纵径约为 **mm，病变环绕肠管（<1/4、1/4~1/2、1/2~3/4、3/4~ 全周）周径，平扫呈密度，增强扫描呈不均匀明显强化，局部管腔狭窄。病变处结肠浆膜面光整 / 欠光整，周围脂肪间隙清晰 / 模糊，其内可见条索影。肠周及肠系膜区（腹主动脉旁）见多个

增大淋巴结影,较大者短径约为 **mm。余各段结肠及直肠未见明显异常。

肝脏形态正常,各叶比例在正常范围内,外形轮廓光整,其内未见异常密度灶,增强扫描未见异常强化影。肝内胆管形态、走行正常,其内未见结石影。胆囊大小正常,胆总管未见扩张,其内均未见结石影。肝门区正常。门静脉形态正常,其内未见充盈缺损影。脾脏、胰腺大小、形态正常,密度均匀。双肾及双侧肾上腺大小、形态正常,未见异常密度影。

(男性)前列腺及精囊腺大小、形态及密度未见异常。膀胱壁均匀、光整。盆腔未见积液。

(女性)子宫及宫颈形态、大小正常,未见明显异常密度影。双侧附件区未见明显异常。膀胱充盈良好,境界清楚,未见明显异常密度影及强化灶。盆腔未见积液。

诊断结论:(升 / 横 / 降 / 乙状)结肠病灶,考虑结肠癌,(侵犯周围脂肪间隙)伴 / 不伴淋巴结转移。

(5)肝转移瘤的 MRI 报告模板:

肝脏形态正常,各叶比例在正常范围内,其外形轮廓光整,密度 / 信号欠均匀,若病灶数目 ≤ 10 个,则于肝 Sn(n=1~8)见 * 个异常密度 / 信号病灶,大小(分别)为 **mm × **mm, ……(具体描述各病灶)。若病灶数目 >10 个,则肝左叶 / 右叶 / 全肝见弥漫多个结节、肿块影,最大者位于肝 Sn(Se 序列编号,Im 层面编号),大小为 **mm × **mm,病灶平扫呈密度 /T_1、T_2 信号,边界不清,增强扫描动脉期、门脉期呈不均匀或环形强化(典型改变如"牛眼"征),病灶有 / 无侵犯肝左 / 中 / 右静脉、门静脉左支 / 右前支 / 右后支、下腔静脉或左 / 右肝管。

肝内胆管正常,胆囊大小正常,胆总管未见扩张;肝门区正常;门静脉所见正常;脾大小正常,密度 / 信号均匀;胰腺大小、形态正常,密度 / 信号均匀;双肾所见正常;双肾上腺所见正常。膈脚后 / 胃左 / 腹腔干 / 腹主动脉旁见肿大淋巴结,较大者短径约为 **mm。

诊断结论：肝内单/多发病变，考虑转移瘤，有/无侵犯肝静脉、门静脉分支及下腔静脉和肝内胆管。

(6)肝转移瘤的超声报告模板：

常规超声检查：

肝脏大小形态正常/失常，包膜光滑，实质回声均匀/不均匀，肝左、右叶/Sn(n=1~8)见单个、多个低回声/高回声病灶，大小约 **mm×**mm，回声均匀/不均匀，边界清楚，周边可见低回声晕环。肝内血管走行正常。肝内胆管未见异常扩张。

CDFI：上述病灶内未见异常彩色血流信号。/可见点状血流信号，测得动脉频谱 Vp=**cm/s，RI=**。

胆囊大小形态正常，囊壁薄光滑，腔内未见异常回声。

脾脏大小形态正常，实质回声均匀，未见明确占位性病变。

胰腺大小形态正常，实质回声均匀，未见明确占位性病变。胰管未见扩张。

超声造影检查：

经肘静脉弹丸式注射六氟化硫微泡(声诺维®)2.4ml，肝 Sn(n=1~8)病灶于动脉相迅速强化，动脉相晚期/门脉相早期造影剂迅速流出，延迟相病灶呈低增强。延迟相扫查：肝内未见其他流出灶/肝内可见多发流出灶。(一般选取最大病灶，如果临床医生需要重点关注某一部位的肝转移灶，需在申请单上注明)。

超声诊断：

肝内(多发)占位性病变，考虑为肝转移瘤。(常规超声检查)

肝内(多发)占位性病变，符合肝转移瘤超声造影改变。

2. 病理评估模板

(1) Ryan TRG 分级方法(即结直肠癌 NCCN 指南推荐 TRG 分级方法)[45]：

TRG0—完全反应：没有残留的肿瘤细胞。

TRG1—中度反应：残留少量或单个的肿瘤细胞。

TRG2—轻度反应：残留癌灶伴明显的纤维间质反应。

TRG3—反应不良：少数或无肿瘤细胞消退，大量肿瘤细胞残留。

(2) Mandard TRG[16]：

TRG1—只有纤维组织的增生，没有肿瘤细胞残留。

TRG2—在纤维组织的背景中见到少量的肿瘤细胞散在分布。

TRG3—肿瘤细胞增多，但纤维组织仍是主要成分。

TRG4—残留的肿瘤细胞多于纤维组织。

TRG5—没有肿瘤消退的证据。

3. 实体瘤的疗效评价标准（response evaluation criteria in solid tumors，RECIST）

(1) 肿瘤病灶的测量：

1) 肿瘤病灶基线的定义：肿瘤病灶基线分为可测量病灶（至少有一个可测量病灶）和不可测量病灶。可测量病灶：用常规技术，病灶直径长度 ≥20mm 或螺旋 CT ≥10mm 的可以精确测量的病灶。不可测量病灶：所有其他病变（包括小病灶即常规技术长径 <20mm 或螺旋 CT <10mm）包括骨病灶、脑膜病变、腹水、胸腔积液、心包积液、炎性乳腺癌、皮肤或肺的癌性淋巴管炎、影像学不能确诊和随诊的腹部肿块和囊性病灶。

2) 测量方法：基线和随诊应用同样的技术和方法评估病灶。①临床表浅病灶，如可扪及的淋巴结或皮肤结节可作为可测量病灶，皮肤病灶应用有标尺大小的彩色照片。②X 线胸片：有清晰明确的病灶可作为可测量病灶，但最好用 CT 扫描。③CT 和 MRI：对于判断可测量的目标病灶评价疗效，CT 和 MRI 是目前最好的并可重复随诊的方法。对于胸、腹和盆腔，CT 和 MRI 用 10mm 或更薄的层面扫描，螺旋 CT 用 5mm 层面连续扫描，而头颈部及特殊部位要用特殊的方案。④超声检查：当研究的终点是客观肿瘤疗效时，超声不能用于测量肿瘤病灶，仅可用于测量表浅可扪及的淋巴结、皮下结节和甲状腺结节，亦可用于确认临床查体后浅表病灶的完全消失。⑤内镜和腹腔镜：作为客观肿瘤疗效评价至今尚未广泛充分的应用，仅在有争议的病灶或有明确验证目的高水平的研究中心中应用。这种方法取得的活检标本可证实病理组织上的 CR。⑥肿瘤标志物：不能单独应用判断疗效。但治疗前肿瘤标志物高于正常水平时，临床评价 CR 时，所有的标志物需恢复正常。疾病进展的要求是肿瘤标志物的增加必须伴有可见病灶进展。⑦细胞学和病理组织学：在少数病例，细胞学和病理组织学可用于鉴别 CR 和 PR，区分治疗后的良性病变还是残存的恶性病变。治疗中出现的任何渗出，需细胞学区别肿瘤的缓解、稳定及进展。

(2) 肿瘤缓解的评价：

肿瘤病灶基线的评价：要确立基线的全部肿瘤负荷，对此在其后的测量中进行比较，可测量的目标病灶至少有一个，如是有限的孤立的病灶需组织病理学证实。①可测量的目标病灶：应代表所有累及的器官，每个脏器最多 5 个病灶，全部病灶总数最多 10 个作为目标病灶，并在基线时测量并记录。目标病灶应根据病灶长径和可准确重复测量性来选择。所有目标病灶的长度总和，作为有效缓解记录的参考基线。②非目标病灶：所有其他病灶应作为非目标病灶并在基线上记录，不需测量的病灶在随诊期间要注意其存在或消失。

缓解的标准

目标病灶的评价

CR：所有目标病灶消失。

PR：基线病灶长径总和缩小 ≥30%。

SD：基线病灶长径总和有缩小但未达 PR 或有增加但未达 PD。

PD：基线病灶长径总和增加 ≥20% 或出现新病灶。

非目标病灶的评价

CR：所有非目标病灶消失和肿瘤标志物水平正常。

PD：出现一个或多个新病灶或 / 和存在非目标病灶进展。

SD：一个或多个非目标病灶和 / 或肿瘤标志物高于正常持续存在。

(3)总的疗效评价(表 12):

表 12 总疗效评价

目标病灶	非目标病灶	新病灶	总疗效
CR	CR	无	CR
CR	未达 CR/SD	无	PR
PR	无 PD	无	PR
PD	任何	有/无	PD
任何	PD	有/无	PD
任何	任何	有	PD
SD	无 PD	无	SD

最佳缓解评估:是指治疗开始后最小的测量记录直到疾病进展/复发(最小测量记录作为进展的参考);虽然没有 PD 证据,但因全身情况恶化而停止治疗者应为"症状恶化"并在停止治疗后详细记录肿瘤客观进展情况。要明确早期进展、早期死亡及不能评价的患者。在某些情况下,很难辨别残存肿瘤病灶和正常组织,评价 CR 时,在 4 周后确认前,应使用细针穿刺或活检检查残存病灶。

肿瘤重新评价的频率:肿瘤重新评价的频率决定于治疗方案,实际上治疗的获益时间是不清楚的,每 2 个周期(6~8 周)的重新评价是合理的,在特殊的情况下应调整为更短或更长的时间。治疗结束后,需重新评价肿瘤决定于临床试验的终点,是缓解率还是到出现事件时间(time to event,TTE),即到进展/死亡时间(time to progression,TTP/time to death,TTD),如为 TTP/TTD 那需要常规重复的评估,二次评估间隔时间没有严格的规定。

确认:客观疗效确认的目的是避免 RR 的偏高,CR、PR 肿瘤测量的变化必须反复判断证实,必须在首次评价至少 4 周后复核确认,由试验方案决定的更长时间的确认同样也是合适的。SD 患者在治疗后最少间隔 6~8 周,病灶测量至少有一次 SD。对于以无进展生存(progression-free survival,PFS)和总生存(overall survival,OS)为终点的临床研究并不需要反复的确证肿瘤大小的变化。

缓解期：是从首次测量 CR 或 PR 时直到首次疾病复发或进展时。

稳定期：是从治疗开始到疾病进展的时间，SD 期与临床的相关性因不同的肿瘤类型、不同的分化程度而变化。

缓解期、稳定期以及 PFS 受基线评价后随诊频率的影响，由于受到疾病的类型、分期、治疗周期及临床实践等多种因素的影响，至今尚不能确定基本的随诊频率，这在一定程度上影响了试验终点的准确度。

PFS/TTP：在一些情况下（如脑肿瘤或非细胞毒药物的研究）PFS/TTP 可考虑作为研究的终点，尤其是非细胞毒作用机制的生物药物的初步评估。

独立的专家委员会：对于 CR、PR 是主要的研究终点，强调所有缓解都必须被研究外的独立专家委员会检查。

(4) 结果报告：试验中的所有患者包括偏离了治疗方案或不合格的患者必须判断对治疗的疗效（intend to treatment，ITT），每个患者都必须按如下分类：CR、PR、SD、PD、死于肿瘤、死于毒性、死于其他肿瘤、不明（没有足够的资料评估）。所有符合标准合格的患者都应包括在 RR 的分析中，所有 PD 和死亡都应考虑为治疗失败。结论是基于符合标准的患者，其后的进一步分析可在患者的不同亚群中，并提供 95% 的置信区间。

(5) WHO 与 RECIST 疗效评价标准比较（表 13）：

表 13　WHO 与 RECIST 疗效评价标准比较

疗效	WHO （两个最大垂直径乘积变化）	RECIST （最长径总和变化）
CR	全部病灶消失维持 4 周	全部病灶消失维持 4 周
PR	缩小 50% 维持 4 周	缩小 30% 维持 4 周
PD	增加 25%	增加 20%
	病灶增加前非 CR/PR/SD	病灶增加前非 CR/PR/SD
SD	非 PR/PD	非 PR/PD

第三部分

结直肠癌肝转移治疗进展

一、结直肠癌肝转移的新概念及新理念

1. “同时性 / 异时性肝转移”的新概念 “同时性 / 异时性肝转移”的概念用来描述肝转移瘤出现时间与结直肠原发肿瘤诊断时间的差异。根据传统的标准，国际上将结直肠癌确诊时同时发现的或在结直肠癌原发灶根治性切除术后 6 个月内发生的肝转移定义为“同时性转移”（synchronous metastases），而将结直肠癌根治术 6 个月后发生的肝转移定义为“异时性转移”（metachronous metastases）。

近期，国际上从事结直肠癌肝转移最负盛名的以法国 Adam 教授、英国 Poston 教授为代表的欧洲专家在最新的共识指南里为“同时性 / 异时性肝转移”提出了新的概念：同时性转移仅指那些在肠道原发瘤诊断的同时或之前发现的转移瘤，而其他所有在原发瘤诊断之后才发现的转移瘤均称为异时性转移，不论时间长短[43]。异时性转移瘤又根据距离原发瘤诊断时间间隔以 12 个月为界限分为“近期异时性转移”（early metachronous metastases）和“远期异时性转移”（late metachronous metastases）。

国际专家组对此新概念的提出，除了考虑容易分类以外，我们觉得还充分考虑了转移瘤出现距离原发瘤诊断时间间隔的价值，后者一直以来被认为是一个很重要的预后因素，对结直肠癌肝转移的预后

判断、治疗选择(如新辅助治疗、手术时机等)具有重要参考价值。以Fong评分为代表的国际上盛行的肝转移瘤危险因素评分系统中,就将转移瘤出现距离原发瘤诊断的时间间隔以12个月为界限,短于12个月的,属于高危因素,长于12个月的属于低危因素。相较于旧的概念体系,新概念的提出有助于定义患者的危险评分,近期异时性转移代表的是一组危险度相对较高的预后不良患者,而远期异时性转移则代表着一组预后相对较好的群体,有利于治疗策略的选择及专业交流。

2.“寡转移”及“无瘤状态(NED)”的概念　其实,寡转移(oligometastasis)并不是一个新概念,最早由芝加哥大学生物科学系前主任Samuel Hellman和医学中心放射和分子治疗科主任Ralph Weichselbaum在1995年提出,指肿瘤转移过程中的一种中间状态。它是介于局限性原发瘤及弥散性转移瘤之间、生物侵袭性较温和的阶段,在这个阶段中,原发性肿瘤只引起少数局部的继发性转移瘤,数目通常≤5个[46]。寡转移代表潜在可治愈的状态,治疗的关键是手术、放疗和射频消融等局部治疗,同时应用全身化疗兼顾预防进一步的远处转移,尤其是立体放射治疗技术的革新,寡转移的局部放疗在肺癌、乳腺癌、前列腺癌等领域已经得到广泛应用。

结直肠癌肝转移的手术切除价值早已经确立,被认为是达到治愈的最重要手段。近年来随着其他局部治疗手段(主要是各种消融技术为代表)在治疗肝转移方面的经验越来越成熟,作为手术的有益补充,在全身有效治疗的基础上,也显著改善了晚期肠癌的生存。因此,在2015年,欧洲肿瘤内科学会(ESMO)结直肠癌诊疗指南中首次将“寡转移”概念引入,用来描述结直肠癌肝/肺转移,并借此将晚期转移性结直肠癌(mCRC)分为“寡转移性疾病”和“弥散性疾病”两大类。

从定义上可以看出来,寡转移代表的是一个疾病解剖学或组织上的局限的分布状态,是相对客观的、容易界定的。但从根本来讲,寡转移应该是针对一个生物学行为的概念,可惜目前没有更好的办法准确预测,所以,数目也许是众多因素中最好评价和最重要的,因此,才提出这个基于数目的概念。目的就是把转移性肠癌进一步按照疾病本质分类，找出那些最可能被治愈/长期生存的群体。

"寡转移"的提出，对相应疾病分类群体的治疗目标和临床治疗策略具有更强的指向性：寡转移性疾病的治疗目标是达到治愈意向的无瘤状态(NED)，治疗核心原则是全身治疗有效的基础上更要强调局部治疗的重要性，而广泛性疾病则更要以全身治疗为主，主要目标是疾病控制。

寡转移治疗的关键是放疗、手术和射频消融等局部治疗，同时兼顾预防远处转移。这个治疗理念与策略对于 mCRC 尤其重要。在 2016 ESMO 指南中，寡转移概念的提出就是与包括手术在内的局部治疗手段捆绑在一起，这揭示了两方面的信息：①局部治疗是寡转移治疗策略中的重要组成部分，能为显著延长患者生存，甚至带来治愈机会；局部治疗方法中手术切除是最主要的，其在 mCRC 治疗中的价值已经在过去的 20 多年实践里得到验证，广为接受，但不仅限于此，近几年来，其他各种局部消融毁损技术(射频消融、微波消融、冷冻消融等)、立体定向放疗、选择性内放射治疗 SIRT 等对于局限性 mCRC 的治疗价值越来越得到肯定。②按治疗方法可以对疾病进行分类。按照是否可手术切除，过去我们将 mCRC 分为"可/适合切除"mCRC 和"不可/适合切除"mCRC，相信以后将会变为"可/适合局部治疗"mCRC 和"不可/适合局部治疗"mCRC，2016 版 ESMO 指南的变化，就是一个信号。

寡转移概念的提出，对临床实践有两个意义：一方面，提醒医生这类患者要在有效的全身化疗基础上想尽一切办法让患者接受适当的局部治疗，最大限度达到 NED，如果不是因为疾病进展而导致的无法达到 NED，那要检讨我们的医疗策略和行为；另一方面，也是给其他局部治疗手段套上紧箍咒，避免有些医生误解，以为寡转移的直接就应该局部治疗，对于寡转移的患者，都还要强调全身治疗配合局部治疗，那么对于那些"非寡"的技术上"可切除/可局部治疗"的 mCRC，就更应该在积极有效的全身治疗基础上才考虑局部治疗。还有需要特别强调的就是,这次指南肯定了其他非手术的局部治疗手段价值,千万不能误解为手术就不重要了。要坚信手术仍然是最重要的局部治疗手段,疗效是目前最好的、最肯定的,但要记得,除了手术,还有其他局部治疗手段可以作为有益的补充,尤其在手术不可行或手术代价 / 创伤太大(如一个深在肝右叶深部的 1~2cm 的转移灶,手术切除必然会造成过多正常肝组织损失)时候。局部治疗的时机和具体手段,应该在 MDT 框架下来讨论决定。

伴随着"寡转移"的概念,还出现了其他新的概念,如寡复发(oligo-recurrence)、同时性寡转移(sync-oligometastasis)、寡进展(oligo-progression)等。

这里还新出现了另外一个新概念"NED",意为 no evidence of disease,即"无疾病证据状态",也就是现有的临床体检、检验和检查手段没有发现肿瘤存在的证据,简称"无瘤状态"。NED 概念的提出,是伴随着非手术局部治疗手段的应用而应运而生,是 R0(完全切除)概念的扩展,代表了以肝转移为代表的晚期肠癌局部治疗手段的变迁以及由此而带来的治疗终点的演变。R0 概念主要用于以肝切除为主要 / 唯一的局部治疗手段疗效评价,而 NED 概念则代表了以外科切除为主,联合各种消融毁损、立体定向放疗等局部治疗的转移瘤治疗模式。

3. 转化治疗新理念:从传统的"技术转化"到新型的"生物学行为转化"

传统意义上的转化治疗(conversion therapy)主要是从外科技术的角度出发,因为肿瘤体积过大、位置不佳等技术原因不能进行手术,称为"不可切除"。而全身治疗使肿瘤体积缩小,从外科技术上使"不可切除"转化为"可切除",这种治疗即称为"转化治疗"。

随着外科技术的完善,消融治疗、立体定向放疗、局部区域治疗等局部治疗手段也不断发展,技术上"不可切除"的情况已经越来越少见,一个极端例子就是已经有学者尝试使用肝移植来治疗肝转移瘤。从这个极端角度看,技术上已经没有不可切除的肝转移瘤了。而与此同时,我们发现对患者生存影响更大的因素可能是肿瘤的生物学行为,如果术前对肿瘤生物学行为了解不透彻,手术很可能是无效的,甚至是过度治疗。因此,今天的转化治疗不但要从技术层面,更要从生物学行为层面来进行考量,对初始无法或不适合进行根治意向的局部治疗(包括手术)的 mCRC 患者,通过一系列有效的全身治疗,使得其转变为可以或适合进行局部治疗以根除所有肿瘤,达到无瘤状态(NED)。这种局部治疗前的全身治疗,是被赋予新内涵的"转化治疗",事实上这种转化技术已经不单纯是技术上的转化,还包括生物学行为的转化,因此,我们首次提出"生物学行为转化治疗"(biological conversion therapy)的概念,以区别于传统的"技术性转化治疗"(technical conversion therapy)。临床上我们有时可以看到有些患者初诊时肝脏布满转移瘤,经过积极全身治疗后大部分转移瘤消失,获得再次手术联合消融等局部治疗的机会,并最终达到 NED,这种从"不可 / 不适合局部治疗"变为"可局部治疗"的现实例子,就是"生物学行为转化"成功的范例。

两种转化治疗的主要差别体现在:技术性转化主要用于肿瘤分布局限者,预期转化目标明显,转化成功率高;生物学行为转化则多适用于分布广泛、预期转化目标不明显或几乎无预期者,主要是全身治疗效果极好而出现意外的转化。

4. 肝转移瘤手术治疗新理念

(1) 可切除标准的考量和发展:目前对于肝转移可切除性的考量,已经从单纯外科学技术角度,逐渐发展为外科学 + 肿瘤学综合评价可切除性。技术上可切除的标准目前共识认为,只要所有病灶能够得到 R0 切除,同时保证有足够的残余肝体积就认为是可切除。然而关键在于并不是所有技术上可切除的肝转移患者会从手术中获益,超过 1/2 患者会在切除术后 2 年内出现复发转移。因此,对于一些患者,新辅助化疗可能相比直接手术是更好的选择。"肿瘤学"可切除标准提供了很多预测无复发生存甚至治愈的预后因素。这些包括肿瘤数目、肝外转移，以及许多研究中用到的Fong的评分标准。除了传统的肿瘤大小、肿瘤数目等临床病理因素以外，另外两个很重要的因素——基因状态和术前化疗反应，也应该考虑在内。此外，患者机体功能以及对手术的耐受性也是评估切除性时应该考量的重要因素。只有外科学上是可切除的，同时患者的肿瘤生物学行为也是适合进行切除的，选择这些患者进行手术才有最大的获益。因此，在判定肝转移是否可切除时，一定要由肿瘤外科（包括结直肠外科、肝脏外科和胸外科）、肿瘤内科、肿瘤放疗和影像学科等医生组成的多学科团队来进行综合评价，NCCN的最新指南也强调了这点。

（2）保留肝实质理念：随着治疗理念更新和外科技术提高，肝转移行外科切除的范围越来越广。然而，超过1/2患者在切除后2年内会出现复发。而复发后行再次切除仍可以改善患者预后，其中是否有足够的肝体积成为影响再切除的重要因素。在此种背景下，保留肝实质（parenchymal sparing）理念逐渐应用于肝转移外科治疗中，称为“保留肝实质的肝切除术（PSH）”。保留肝实质的含义是指进行切除肝转移病灶手术时，在保证R0切除前提下，尽量采用局部切除和/或联合术中消融的方式，不采用或少采用解剖性肝切除等手术方式，尽可能保留有功能的肝实质。肝转移外科治疗需要保留肝实质原因可以从外科学及肿瘤学角度来解释。从外科学角度看，保留肝实质手术可以减少并发症，研究发现保留肝实质手术在输血率、并发症发生率及死亡率上均明显低于大范围肝切除手术；同时，保留肝实质手术能让更多患者获得手术机会，同样的转移病灶情况，如果选择大范围肝切除可能导致部分患者残余肝体积不足，从而无法接受手术。从肿瘤学角度看，目前研究表明，保留肝实质手术并不增加肝内复发，也不降低患者总生存。并且，保留肝实质患者术后复发有更多机会接受局部治疗，生存也明显优于大范围肝切除组。

保留肝实质的肝切除的实施方法可包括多个方面：一是改变术

式,如多个病灶行半肝切除改为分别对每个病灶行局部切除;二是可对某些特殊解剖位置的病灶采用术中联合消融,或术后行 SBRT,从而避免切除大块肝脏;三是通过术前化疗有效缩小肿瘤体积,从而减少切除正常肝脏体积。

(3)不同 R1 切缘类型:R0 切除仍然是 CRLM 治疗的目标,从早期 1cm 切缘到目前的 1mm 切缘,对切缘的研究和探讨一直在争议和共识中逐渐发展。时至今日,阴性切缘(>1mm)仍然是手术的金标准,而 R1 切除通常认为导致不良预后。然而,在目前不断扩大手术适应证的背景下,R1 切除的出现率在逐年增加,不同文献报道的比例为 10%~30%,这一比例在多发或初始不可切除肝转移患者中甚至高达 30%~60%。因此对 R1 切缘的重新评估成为必需。目前手术中主要是两种不同 R1 切缘类型,一种是 R1Par(肝实质 R1 切缘),即镜下肝实质残留;另一种是 R1Vasc(血管 R1 切缘),即镜下血管面残留。

肝转移病灶紧贴肝内大血管是临床中常见的一种情况。在不可切除患者中,“从大血管壁剥离肿瘤”这一手术方式可以将更多患者转化为可切除病例。在可切除患者,这一手术方式可以减少大范围肝切除。但这种手术方式所导致的 R1 切缘(R1Vasc)是否对预后有影响?目前的研究表明 R1Vasc 组的术后生存期与 R0 切除组并无差异,因此是可以被接受的,原因可能是肝内大血管可以成为肿瘤微转移的分界和屏障。而 R1Par 组的局部复发率远远高于 R0 切除组,主要原因是肿瘤旁微转移,在手术切除中应尽量避免,一旦出现肝实质残留,往往预示着肝内复发风险升高及术后生存期缩短,这时可以考虑切缘处再次切除或电凝毁损,同时考虑术后切缘处补充放疗。但 R1 手术的价值仍然需要更大规模的临床研究来证实。

(4)肝脏手术优先理念(liver first):对于同时性肝转移,手术时机一直存在较大争议。长期以来,绝大多数患者采用传统顺序切除方法,即先切除原发灶,再分步切除肝转移灶。但由于原发灶的治疗,可能会导致化疗延误以及肝转移的进展等情况。因此,近年提出了一种颠倒策略，肝脏优先（liver-first）的治疗策略，即先行切除肝转移灶，原发灶则在经过一定治疗后再予根治性切除。研究表明其手术疗效、并发症和死亡率均与传统模式的二期分阶段切除相近。对于肝转移负荷重，肝转移分布广，复发高危因素多，尤其是通过强力转化治疗降期有机会得到 R0 手术的患者，应该选择肝脏优先的策略，避免处理原发灶后肝转移灶再次进展，从而错失手术机会。

另外，由于化疗后肝转移瘤明显退缩，有可能导致术中无法对肿瘤进行定位而增加肝切除术的困难，且原发肿瘤不适合同期切除，也可优先切除肝脏病灶。直肠癌肝转移同期放化疗后达到直肠病灶完全缓解，也可以先切除肝转移瘤，原发灶切除可以推迟甚至避免。

（5）联合肝脏分隔和门静脉结扎二步肝切除术（ALPPS）：在临床中大部分肝转移患者没有外科治疗机会，主要原因是切除困难或剩余肝体积过少。ALPPS 能有效增加剩余肝体积，给既往不可切除肝转移患者带来更多手术机会。现阶段 ALPPS 主要应用于左、右肝广泛转移，需合并扩大半肝或肝三叶切除，而剩余肝脏体积与标准肝体积比值不足 30% 的患者。但该术式并发症发生率和死亡风险相对较高，加之应用临床时间较短，其肿瘤学结果优劣势尚不清楚，仍存在很大争议。最近一项研究表明接受 ALPPS 患者与单纯姑息化疗患者之间总生存无明显差异。因此，对于肝转移负荷较重患者，如果仅能通过 ALPPS 法转化为可切除时，应慎重选择手术。如果存在其他转化方法时，如行转化治疗使肿瘤退缩、联合消融或者能通过门静脉栓塞（PVE）等增加肝脏体积等，进而采用更为安全的肝切除方式使患者获得 R0 切除。对 ALPPS 进行转化须持谨慎态度，但在其他转化方法失败后，ALPPS 能够提供进一步选择，可能会增加肝转移患者外科切除机会。目前，ALPPS 适应证仍需更多研究来确定。

5. 同时合并肝肺转移患者的手术治疗价值 对于结直肠癌患者，肺是肝转移外最常见的远处转移器官。由于<1cm 的肺部结节诊断及定位相对困难，同时受肺呼吸储备功能的局限和肿瘤数目的影响，肺转

移瘤的切除率仍然较低。目前国际指南和共识对于结直肠癌肝转移合并可切除的肺转移应该积极手术治疗已经得到认同。积极进行肝、肺转移瘤切除术后 5 年生存率可达 15%~70%,仅进行肝转移瘤切除而未进行肺转移瘤切除者 5 年生存率仍可达 13.1%~14.3%,两者生存均优于肝、肺均未切除的患者。对于合并不可切除的肺转移患者,由于肺内病灶进展相对缓慢,而肝转移灶的进展更快、死亡风险更高,积极切除原发灶及肝转移灶而不切除肺转移灶,仍有 10% 以上患者可以获得 5 年生存,明显优于文献报道的单纯姑息治疗[47-50]。

因此,对于结直肠癌肝转移合并肺转移的患者,无论肺转移灶能否切除,都不应该放弃手术。随着局部治疗手段包括 SBRT、射频消融的进步,给更多肺转移手术困难的病灶带来了根治性治疗的机会,因此对于合并肺转移的 mCRC 治疗会越来越积极。但需要注意的是,患者在术前需要进行充分的影像学评估,排除其余部位的转移;并通过术前化疗反应情况、基因检测等多方面评估肿瘤的生物学行为;最终是否手术以及手术的时机由多学科团队讨论后决定。

二、结直肠癌肝转移生物学评估

对于结直肠癌肝转移(colorectal cancer liver metastases,CRLM),肝转移肿瘤手术切除在内的局部治疗手段是患者获得长期生存的基石。但是 CRLM 患者为一异质性群体,术后复发和转移的风险各不相同,肝转移肿瘤切除后能否长期生存更主要取决于患者肿瘤生物学行为。另外,患者肿瘤生物学行为也在一定程度上影响医生对患者治疗决策,如 2016 欧洲 ESMO 指南就把结直肠癌肝转移的手术可切除性在技术和肿瘤生物学行为两个方面分别加以定义,将患者分为若干组进行不同治疗决策。其中肿瘤生物学的不可切除性包括同时性不可手术切除的肝外转移、肝转移病灶 ≥5 个及术前化疗肿瘤进展。对于具有以上因素的患者建议先行围术期化疗,而不是急于进行手术[51]。因此，对 CRLM 患者生物学评估影响着治疗决策和预后判断，毋庸忽视。目前针对 CRLM 患者生物学评估的研究主要围绕患者临床特征、病理组织学特征、肿瘤基因状态等多个方面进行。

1. 患者临床特征

(1) 临床危险因素：既往大量研究筛选出许多影响 CRLM 手术切除预后的危险因素，但是能够得到学界普遍认可的研究为数不多。目前最常用的临床危险因素评分系统是 Fong 在 1999 年提出的临床危险因素（clinical risk factor，CRS）评分系统，其包含了 5 项指标：①原发肿瘤淋巴结阳性；②原发肿瘤切除至出现转移的时间<12 个月；③肝脏转移灶数目>1 个；④最大转移灶>5cm；⑤术前血清 CEA>200ng/ml。记分标准：每点记 1 分，共有 0~5 分 6 个分值。其中 0 分患者的 5 年生存率达到 60%，而 5 分患者的 5 年生存率仅为 14%。在临床上，常常将 0~2 分视为预后良好，3~5 分视为预后不良[15]。Fong 提出的 CRS 评分系统尽管不够完善，但是它方便比较不同结直肠癌肝转移人群，可提供个体化的预后信息，因此可以对临床研究受试者进行复发风险分层。另外，一些针对 CRLM 患者生物学评估方法的研究都会在 CRS 评分系统的基础上改进或者将 CRS 作为对照。

(2) 临床上影像学评估对化疗的反应：CRLM 患者对术前化疗反应性也影响切除术后的预后，其评估包括了影像学和病理学评估两方面。影像学评估主要有完全缓解（CR）、部分缓解（PR）、疾病稳定（SD）和疾病进展（PD）。早年 Adam 报道的回顾性研究显示，术前化疗进展的患者手术切除后 5 年生存率仅为 8%，而 PR 和 SD 患者的 5 年生存率分别为 37% 和 30%，因此建议对于化疗后肿瘤进展的患者应谨慎采取手术切除[52]。

早期肿瘤缩小（early tumor shrinkage，ETS）：指与基线相比，8 周时肿瘤长径总和至少缩小 20%。

缓解深度（depth of response，DpR）：指肿瘤缩小达到最大程度时与基线相比肿瘤缩小的百分比。

近年来,ETS 和 DpR 等概念相继出现,有研究提示在转移性结直肠癌尤其是使用抗表皮生长因子受体(EGFR)单抗的患者,ETS 和 DpR 与总生存相关,但目前尚无其与 CRLM 手术切除后预后相关性的大样本研究。

2. 肝转移瘤病理特征

(1)肝脏肿瘤病理退缩率:有研究指出患者化疗后的肿瘤病理退缩率(tumor regression grades,TRG)亦与 CRLM 患者肝转移切除术后预后相关。TRG 有两种常用的分级方法,即 Ryan TRG[45]和 Mandard TRG[16],按照 Mandard TRG 分级标准可以分为 5 级,TRG1 为无癌细胞残余,大量纤维化;TRG2 为散在残余癌细胞,伴丰富纤维化;TRG3 为较多残余癌细胞,但纤维化仍占主要部分;TRG4 为残余癌细胞超过纤维化部分;TRG5 为无肿瘤退缩迹象。其中大量肿瘤组织退缩(TRG1~2)、部分肿瘤组织退缩(TRG3)和无肿瘤组织退缩(TRG4~5)肝切除术后患者 5 年生存分别为 41%、38% 和 9%[53]。我们回顾性分析了中山大学附属肿瘤医院 159 例 CRLM 患者 380 个肝转移病灶临床及病理组织学资料,该组患者均接受术前化疗加或不加靶向药物,将肝转移病灶切除术后 TRG1~TRG3 定义为有肿瘤退缩,TRG4~TRG5 为无肿瘤组织退缩,两组患者的中位 OS 分别为 40.7 个月和 28.1 个月(P=0.04),中位 RFS 分别为 9.9 个月和 6.5 个月(P=0.009)。其中肝转移病灶<2.5cm、术前化疗时间>2 个月、CEA 水平下降和原发部位左半结肠等临床因素预测患者可能获得较好 TRG,而不同化疗及靶向药物对 TRG 的影响尚不能确定[54]。

(2)肝转移瘤病理生长方式:在石蜡组织 HE 染色片显微镜下,根据肝转移灶边缘肿瘤细胞与肝实质关系分类,可以将 CRLM 分为纤维型(desmoplastic)、膨胀型(pushing)、替代型(replacement)以及两种不常见的肝窦型(sinusoidal)和门管型(portal)。2017 年《英国癌症杂志》(*BJC*)发文对判断肝转移瘤病理生长方式发表共识,并对接受手术的 374 例 CRLM 患者的病理生长方式进行判断并进行生存分析,结果显示其中183例纤维型患者的中位OS明显超过173例替代型患者(OS:64个月 vs. 36个月)[55]。我们对中山大学附属肿瘤医院161例切除术后CRLM标本的病理生长方式进行了评估,结果显示纤维型占54.7%,替代型占37.9%,膨胀型占7.5%,其中纤维型患者的RFS和OS明显高于替代型患者[中位RFS:23个月(95%置信区间:11~36个月)vs. 6个月(95%置信区间:5~8个月),P=0.001;中位OS:94个月(95%置信区间:未达到)vs. 34个月(95%置信区间:26~42个月),P<0.001],这一结果无疑再次证实肝转移瘤病理生长方式在患者预后判断中的价值[56]。

(3)肝转移瘤免疫评分:CRLM患者肝转移肿瘤的周围免疫微环境,尤其是淋巴细胞浸润情况也影响CRLM手术切除后预后。我们共纳入中山大学附属肿瘤医院2002年6月~2015年12月期间接受结直肠癌肝转移手术的247例CRLM患者。对肝转移瘤标本进行CD3及CD8免疫组化染色,并通过Image J软件数字化读取CT及IM区域内CD3及CD8阳性细胞密度,通过各自的中位数转化为0或1分,再将4个评分相加,获取最终的免疫评分。结果显示随着免疫评分等级的评分上升,术后的3年RFS及5年OS均连带增加,得分每升高1分,RFS平均优势增加27%,OS平均优势增加31%。即使在相同CRS评分下,在OS方面免疫评分亦保持了其独立的预后预测价值[57]。随后,《美国国立癌症研究所杂志》(*JNCI*)亦发表了一篇免疫评分对转移性结直肠癌术后生存影响的文章。该研究共纳入153例患者,其中114例患者的338个转移病灶作为研究队列,39例患者103个病灶作为验证队列。结果发现,免疫评分及T细胞/B细胞评分(T/B评分)高的肝转移灶有更好的TRG,且针对免疫评分及T/B评分,在随机选取尤其是选取评分最低的病灶均发现,免疫评分及T/B评分高的患者OS及无病生存(disease-free survival,DFS)显著优于免疫评分低的患者[58]。但是,我们随后的研究显示,肠原发性肿瘤的免疫评分与肝转移病灶免疫评分呈现不一致性,并不能预测肝转移病灶切除术后的预后[59]。2018 年，Van den Eynde 等[60]发表在 *Cancer Cell* 杂志上的研究也证实肠原发病灶与转移病灶的免疫细胞浸润显示出高度的异质性。根据以上结果，我们认为肝转移肿瘤的免疫状态决定患者预后，改变肿瘤内部免疫状态的免疫治疗可能成为将来治疗 CRLM 的基石。

3. 肝转移肿瘤基因状态

(1)基因突变：患者肿瘤基因状态影响 CRLM 手术切除后预后，目前报道较多的是 *RAS* 和 *BRAF* 基因。约翰·霍普金斯(Johns Hopkins)大学医学院报道了 202 例行肝转移灶手术切除的 CRLM 患者(除去使用 EGFR 单抗患者)，术后 *RAS* 突变型和野生型两组患者的中位生存时间分别为 45.2 个月和 71.9 个月[61]。*RAS* 基因状态对 CRLM 手术切除后预后价值在随后的研究包括 Meta 分析研究中也陆续得到证实[62]。而 *BRAF* 基因突变的 mCRC 患者出现局限肝脏转移的可能性较低，更易出现腹膜种植转移，生物学行为较差。*BRAF* 突变的 CRLM 患者接受手术切除后中位 RFS 及 OS 均明显短于 *BRAF* 野生型患者[63]。但是，获得手术根治切除的 *BRAF* 突变 CRLM 患者的生存期仍明显长于非手术治疗者，因此，对于部分合适的 *BRAF* 突变患者，仍可以考虑采取包括手术切除在内的多学科综合治疗。随着二代测序在临床的广泛应用，多个基因联合检测已经得已实现。最近 MD Anderson 的一项研究显示 *RAS*、*TP53*、*SMAD4* 基因共突变状态与 CRLM 患者术后 OS 和 RFS 密切相关(3 个基因共突变 < 其中任意 2 个基因突变 < 其中单个基因突变)，而 *RAS* 野生型患者较 *RAS* 突变但 *TP53*、*SMAD4* 均为野生型患者的 OS 和 RFS 无明显差异[64]。

(2)基于 RNA 测序的分子分型：为了从基因水平更全面、更精准找出手术获益患者，芝加哥大学研究团队对 CRLM 寡转移患者肝脏肿瘤标本进行了 RNA 基因测序，相关结果发表在 2018 年的 *Nature Communication* 上[65]。该研究纳入 134 例 CRLM 接受根治性手术患者，首先他们发现以肝脏肿瘤标本 RNA 测序结果为基础进行的共识分子分型(consensus molecular subtype，CMS)以 CMS2(62%)及 CMS4(12%)

为主，与原发灶结果相差较大（CMS1 14%，CMS2 37%，CMS3 13%，CMS4 27%），且不能预测预后。接着该研究团队在不结合患者临床资料情况下应用相似网络融合（similarity network fusion，SNF）方法将肝转移分成3个分子亚型：SNF1（亚型1，33%）、SNF2（亚型2，28%）及SNF3（亚型3，39%）。进一步的研究结果显示，SNF2相对惰性，免疫浸润丰富，有着MSI非依赖性突变，能增加细胞毒免疫反应，预后最好；而SNF3基质丰富，分子特征表现为上皮细胞间质转化（EMT）和血管生成的促转移途径激活，可能会对抗血管内皮生长因子（VEGF）药物敏感；SNF1存在E2F/MYC、DNA损害和细胞周期相关信号途径异常，可能会对DNA损伤药物敏感，如PARP抑制剂。作者认为新的分子分型能够有效判断患者预后，低危或中危患者应该更积极进行局部治疗，高危患者应在系统治疗基础上再进行局部治疗。

（3）肿瘤实时液体活检：近年来液体活检及二代测序在CRLM患者中的临床应用越来越广泛，其在微小残留病灶检测从而指导精准治疗和预后判断方面有可能发挥作用。Bidard FC等报道的Prodige 14-ACCORD 21（METHEP-2）研究共纳入256例初始不可切除的CRLM患者，均接受了两药化疗或三药化疗。对其中153例患者进行了循环学肿瘤细胞（CTC）及循环肿瘤细胞DNA（ctDNA）检测研究，分别在入组基线时、化疗后第4周以及手术前进行外周血CTC和ctDNA检测。研究结果显示，入组基线时和化疗后第4周时，≥3个CTC是OS不良预后指标；而术前*KRAS*突变患者ctDNA水平亦是OS不良预后指标[66]。2017 ASCO报道的另一项研究亦证实了术后外周血ctDNA检测价值，术后ctDNA不可以检测到与可以检测到的患者中位RFS分别为15.8个月和7.6个月；2年RFS分别为43%和9%[67]。另外，近来亦有研究提出持续监测CRLM患者循环甲基化DNA能够有效预判CRLM患者化疗反应，化疗1疗程后循环甲基化DNA更能有效区分化疗后手术及非手术患者[68]。

4. 联合预测的价值　影响CRLM患者的生物学行为因素众多，

可能需要联合使用,从而进一步精准地判断预后和指导治疗。最近有研究结合结直肠癌肝转移的基因分型与临床因素,提出一个新的遗传和形态学评估(Genetic And Morphological Evaluation,GAME)评分系统。该研究纳入2001—2015年约翰·霍普金斯医院(Johns Hopkins Hospital,JHH)502例患者及纽约纪念医院(Memorial Sloan Kettering Cancer Center,MSKCC)747例患者。首先,研究通过对JHH的502例患者进行回顾性分析发现以下6个危险因素是影响CRLM患者预后的不良因素:原发灶淋巴结阳性、术前CEA水平≥20ng/ml、肝外转移、*KRAS*突变型、肿瘤负荷评分3~8分以及肿瘤负荷评分≥9分。将以上每个危险因素分别赋值1~2分。然后进行分组:低危组(0~1分)、中危组(2~3分)、高危组(≥4分)。研究结果提示GAME评分在JHH和MSCKK组的表现,均优于CRS评分,具有可以替代后者的临床作用[69]。

总之,虽然结直肠癌肝转移的生物学评估研究较多,但大多为单中心预测模型,局限于特定的某个治疗时间段内,缺乏有效的外部验证,因此难以获得广泛认可。其次,这些因素仍然难以在临床上帮助医生准确判断预后及进行治疗决策,出现不良预后因素并不代表绝对不适合手术,与单纯姑息性化疗相比,手术治疗的患者长期生存获益仍有可能实现。再次,可干预的因素并不多,一些指标仅能用于术后预后判断,无法帮助医生决策术前治疗。因此,目前决策治疗尤其是肝手术切除,应充分参考现有报道的预后因素,但又不仅仅局限于预后因素,临床医生需让患者充分知情同意,然后共同做出决策;此外,急需继续进行CRLM患者肿瘤生物学行为方面的研究,寻找更加准确、简单实用的疗效预测指标,以帮助临床医生实行更好的治疗决策和判断。

三、基于NED的肝转移瘤内科治疗进展

1. 初始可NED肝转移瘤的治疗策略 对于初始可切除的结直肠

癌肝转移，术后 50%~60% 以上患者仍然会出现复发转移，因此，新辅助及辅助治疗成为降低复发、延长生存的重要手段。新辅助化疗的优点包括：缩小肿瘤降低手术难度、清除微小转移灶、降低复发以及筛选肿瘤生物学行为等。EORTC40983（EPOC）是围术期化疗最经典的研究，共纳入 364 例可切除肠癌肝转移患者，包括 1~4 个同时性或异时性肝转移病灶且无肝外转移，分别接受围术期 FOLFOX4 方案化疗和单纯手术，结果显示 3 年 DFS 率提高 7.3%（从 28.1% 提高到 35.4%，HR 0.79；*P*=0.058），所有进行了肝转移手术切除患者中 3 年 DFS 率提高 9.2%（从 33.2% 提高到 42.4%；HR 0.73；95% 置信区间 0.55~0.97；*P*=0.025），达到主要研究终点，但两组总生存差异无统计学意义[70]。正是基于此项研究，对于技术上可 NED 的结直肠癌肝转移患者，MDT 原则上建议行 mFOLFOX6 方案围术期化疗（术前新辅助化疗 + 术后辅助化疗）共 12 疗程（6 个月）。

但是 EPOC 研究并没有对比围术期化疗与术后辅助化疗的优劣，针对这部分患者究竟应该先行肝切除，术后给予辅助化疗，还是先行新辅助化疗，术后再予辅助化疗（即围术期化疗）？由于缺乏循证医学证据，目前仍存在较大争议，MDT 建议依据患者肿瘤生物学行为进行治疗选择。2016 版 ESMO 指南建议将结直肠癌肝转移的手术可切除性在外科技术和肿瘤生物学行为两个维度上分别加以定义，将患者分为若干组进行不同治疗决策[51]。其中对于外科切除复杂以及肿瘤生物学不可切除（包括了同时性不可手术切除的肝外转移、肝转移病灶 ≥ 5 个及术前化疗肿瘤进展）患者，MDT 强烈推荐先行围术期化疗，而不是急于进行手术。另外，多项研究提示新辅助化疗仅可以明显提高 CRS 高评分（3~5 分）组患者生存。2015 年，Ayez 等[71]的一项纳入 364 例可切除肠癌肝转移的多中心回顾性研究结果表明，新辅助化疗使 CRS 高评分（3~5 分）组患者生存明显提高，而 CRS 低评分（0~2 分）的患者新辅助化疗未改善生存。因此，MDT 建议对于 CRS 评分低危（0~2 分），技术上容易切除的患者，亦可以考虑选择先行肝转移瘤手术切除，术后再行辅助化疗。

在可 NED 患者中，贝伐珠单抗联合化疗较单纯化疗中是否更具优势，目前亦无随机对照研究证据。另外，一项由于无效而被提前终止的 NEW EPOC 研究结果表明对于可切除肝转移的围术期治疗，化疗联合西妥昔单抗对比单纯化疗并没有任何获益[72]。基于以上研究，MDT 不常规推荐伊立替康和靶向药物用于可切除肝转移的围手术治疗。但也有分析认为 NEW EPOC 研究纳入的肝转移 77% 为 1~3 个，肝转移肿瘤>3cm 为 53%，同时性为 50%，CEA>30 为 25%，也就是说研究入组患者不管是外科技术上还是肿瘤生物学行为均为比较好的，对这部分患者得出的研究结果可能无法推广到整个可切除肠癌肝转移群体[73]。因此，对于外科切除复杂以及肿瘤生物学行为差（如出现包括肝转移病灶>5 个或 CRS 评分高危）患者，MDT 认为或可尝试更加积极的治疗方案如 mFOLFOX+ 靶向药物［西妥昔单抗（左半且 *RAS/BRAF* 野生型）或贝伐珠单抗］，但目前尚无循证医学证据。目前亦没有循证医学证据表明 FOLFIRI 辅助化疗可以进一步提高可 NED 肠癌肝转移患者生存，CPT-GMA301 试验纳入了 306 例可切除 CRLM 患者，结果显示予 FOLFIRI 对比予单纯 5-FU 辅助化疗不能提高疗效。

对于可手术切除且预后好的这部分患者，是否需要术后 FOLFOX 方案辅助或围术期化疗存在一定争议。2020 ASCO 报道了一项来自日本的 JCOG0603 研究，此项研究纳入了 300 例可手术切除的肠癌肝转移患者，比较了 R0 切除术后随机接受 12 疗程 mFOLFOX6 方案辅助化疗或术后单纯观察，结果显示化疗患者 3 年和 5 年 RFS 有明显获益，而 5 年 OS 无获益，甚至更差[74]。这项研究提示对于部分低复发风险患者，单纯手术可获得较好生存，辅助或新辅助化疗价值可能不大，术后尤其是单纯手术复发患者，进一步治疗仍可获得较好生存，另外，针对肠癌肝转移患者，3 年 DFS 可能与更长时间 OS 延长有关。

肝转移病灶超过 5mm 后，>90% 供血来源于肝动脉。肝动脉局部灌注氟脲苷（floxuridine，FUDR）可将肝脏药物浓度相比全身提高 100~400 倍，国外研究尝试使用肝动脉灌注化疗（hepatic arterial infusions，HAI）联合全身化疗进一步减少术后复发及提高总生存。在仅有 FU 单药化疗时代，两项研究比较了肝切除术后 HAI 联合全身化疗对比单纯全身化疗的疗效。其中，来自 MSKCC 的研究将术后患者随机分至 6 个月 FUDR/DXM HAI 联合 FU/LV 化疗组（n=74）或 FU/LV 全身化疗组（n=82），结果显示 2 年生存率分别为 86% 和 72%（P=0.03）。两组 PFS 分别为 31.3 个月和 17.2 个月（P=0.02）[75]。Lygidakis 等[76]也报道一项肝切除术后 HAI 联合全身化疗组（n=62）对比全身化疗组（n=60）的研究，两组 2 年 DFS 率有显著的统计学差异（52% vs. 34%；P<0.002），5 年生存率分别为 73% 和 60%（P=0.05）。继 20 世纪 90 年代以后，伊立替康、奥沙利铂等新型细胞毒药物及贝伐珠单抗、西妥昔单抗等靶向药物相继被批准用于转移性结直肠癌的治疗，而 FU 单药全身化疗也逐渐被 FOLFOX、CapeOx、FOLFIRI 加或不加靶向药物等多种联合化疗方案所替代。仍有研究提示在上述联合方案的基础上联合 HAI 仍然可以进一步提高转化治疗和肝切除术后辅助治疗疗效。2017 年，Bas Groot Koerkamp 等[77]报道了 2 368 例肠癌肝转移患者，其中有 789 例患者接受围术期 HAI 治疗，1 583 例未接受 HAI 治疗，结果显示围术期 HAI 患者的中位生存时间从 47 个月明显提高至 67 个月。但由于此项研究是年代跨度大的回顾性单中心非随机对照研究，因此结果尚未得到广泛认可和临床推广。目前针对可手术切除肠癌肝转移，中山大学附属肿瘤医院正在开展术后全身化疗联合或不联合 HAI 前瞻性Ⅲ期随机对照研究，旨在进一步证实 HAI 辅助化疗价值。

需要注意的是，术前新辅助化疗也存在缺点，如错过手术窗口期。其发生原因可能因为肿瘤早期进展，也可能因为化疗获得完全缓解而使手术切除范围的确定变得困难。早年 Adam 报道的回顾性研究显示，术前化疗进展的患者手术切除后 5 年生存仅为 8%，而 PR 和 SD 患者的 5 年生存分别为 37% 和 30%[78]。因此 MDT 建议对于化疗后肿瘤进展的患者应谨慎采取手术切除，如果出现肝脏新发病灶，建议更换治疗方案,获得肿瘤控制后再行肝脏局部处理。如果仅出现原肝脏转移病灶增大,亦建议更换治疗方案,获得肿瘤控制后再行肝脏局部处理。但针对技术上容易切除、CRS 评分低危以及难以耐受或不愿意接受进一步全身治疗的患者,亦可以考虑选择先行肝转移瘤局部处理达到 NED,术后观察。但尚无循证医学证据。有研究表明,结直肠癌肝转移接受新辅助化疗后,尽管 CT 显示获得了影像学完全缓解,但病理检查发现在大多数的原转移瘤部位仍然有存活的肿瘤细胞[79,80],但随着普美显磁共振以及术中示卓安超声造影在临床的推广应用,对于化疗后病灶评估的准确性不断提高。另外,新辅助治疗相关的危险性还包括当使用含奥沙利铂化疗后出现肝窦损伤或伊立替康化疗后出现脂肪性肝炎的潜在风险[81-83]。因此,新辅助化疗的疗程一般限于 2~3 个月(mFOLFOX6 4~6 疗程或 CapeOx 2~3 疗程),尽可能避免出现 cCR 导致手术无法找到病灶切除的情况,同时也最大程度避免了化疗性肝损伤的发生,术后再行辅助化疗(方案同前,围术期共 6 个月)。如果患者已经切除了原发灶及肝转移灶,则推荐术后辅助化疗 6 个月(mFOLFOX6 12 疗程或 CapeOx 8 疗程)。

2. 初始不可 NED 的肝转移瘤的治疗策略 70%~80% 的结直肠癌肝转移患者在初诊时为不可 NED。对于这部分患者,首先应经过 MDT 讨论,判断患者肝转移瘤属于初始不可 NED 但有转化可能的患者还是无转化可能的患者。如果 MDT 评估属于初始不可 NED 但有转化可能的患者,应该考虑采用高有效率的转化治疗方案,尽可能缩小病灶,提高切除率,争取治愈可能。如果评估属于不可转化的患者,则采用姑息化疗,延长生存时间,提高生活质量。但值得一提的是,临床上对于患者肝转移瘤是否可能转化的初始判断,即转化治疗和姑息治疗之间实际上有时并没有清晰界限。

(1)初始不可 NED 但有转化可能的患者:结直肠癌靶向药物治疗日趋精准,研究证实西妥昔单抗适用于 *RAS/BRAF* 野生型患者。因此,对于 *RAS/BRAF* 野生型患者,研究探索了化疗联合抗 EGFR 单抗作为转化治疗的疗效。一项Ⅱ期试验(CELIM 研究)将初始不可切除肝转移患者随机分组接受西妥昔单抗联合 FOLFOX6 或联合 FOLFIRI 治疗,结果显示,对于 *KRAS* 野生型患者,在化疗的基础上加入西妥昔单抗,手术切除率从基线时的 32% 提高至治疗后的 60%(P<0.000 1)[84]。另一项来自中国的随机对照研究比较了 mFOLFOX6 或 FOLFIRI 联合西妥昔单抗对比单纯化疗治疗初始不可切除结直肠癌肝转移患者的疗效,结果显示联合组 R0 切除率明显提高(25.7% vs. 7.4%,P<0.01)[85]。近年来有研究者尝试更为强烈的三药 FOLFOXIRI 联合抗 EGFR 单抗治疗方案,多个小样本单臂Ⅱ期临床研究显示客观有效率高达 70%~89%。最近一项随机Ⅱ期 VOLFI 研究(AIO-KRK0109)比较 mFOLFOXIRI+帕尼单抗对比 FOLFOXIRI 治疗 *RAS* 野生型初始不可切除肝转移患者,两组客观有效率分别为 87.3% vs. 60.6%,肝转移瘤手术切除率分别为 33.3% 和 12.1%[86]。基于此项研究,最新 NCCN 指南新增推荐 mFOLFOXIRI 联合抗 EGFR 单抗用于 CRLM 的转化治疗。然而该研究也显示联合治疗组患者出现包括腹泻等消化道反应和骨髓毒性明显增加,因此,MDT 建议在有经验的临床中心谨慎使用该方案,做好患者不良反应的预防和监测。但目前尚无研究证实三药联合西妥昔单抗是否优于两药联合西妥昔单抗,中山大学附属肿瘤医院联合国内多家中心正在开展 mFOLFOXIRI+ 西妥昔单抗对比 FOLFOX+ 西妥昔单抗转化治疗的临床研究(TRICE 研究),旨在进一步优化高效低毒的转化治疗方案。

对于转移性 *RAS/BRAF* 野生型左半结肠患者的研究显示,加用 EGFR 单抗可以使在客观有效率、PFS 和 OS 等多个方面获益,因此对于 *RAS/BRAF* 野生型左半结肠患者首选 FOLFOX/FOLFIRI/FOLFOXIRI+西妥昔单抗作为转化治疗方案无大争议。但对于转移性右半结肠 *RAS/BRAF* 野生型患者,研究显示客观有效率提高,但 PFS 和 OS 无法从抗 EGFR 单抗治疗中获益,因此,对于这部分患者的转化治疗方案中是否应该使用西妥昔单抗亦存在较大争议。MDT 推荐保留了将 FOLFOX/

FOLFIRI/FOLFOXIRI+西妥昔单抗作为右半结肠 *RAS/BRAF* 野生型 CRLM 患者转化治疗之一。

在转化治疗尤其针对 *RAS/RAF* 突变患者,三药 FOLFOXIRI 占有重要地位,主要基于国外多项随机对照临床试验比较了三药 FOLFOXIRI 和两药(FOLFIRI 或 FOLFOX)加或不加贝伐珠单抗一线治疗转移性结直肠癌的疗效,均显示三药客观有效率明显提高[87-90]。在这些研究中纳入了部分肝转移患者,结果亦提示三药明显提高了仅有肝转移患者转移瘤的 R0 切除率(如在 GONO 试验里为 15% vs. 6%,P=0.033;而在 HORG 试验里为 10% vs. 4%,P=0.08)[91]。而早年研究显示,单纯采用 FOLFOX 或 FOLFIRI 方案一线治疗转移性结直肠癌,肝转移瘤转化为可切除的比率在 3.3%~40%。

贝伐珠单抗在转化治疗中的价值过去一直备受争议。但 2019 年 ESMO 会议上,中国学者报道的 BECOME 研究针对初始不可切除且 *RAS* 突变的 CRLM 的转化治疗,mFOLFOX6+贝伐珠单抗对比 mFOLFOX6 单纯化疗,单中心随机对照,共入组 241 例患者,结果显示,加入贝伐珠单抗后 ORR 从 36.7% 提高到 54.5%,P<0.001;转化率从 5.8% 提高到 22.3%,P<0.001;PFS 从 5.6 个月延长到 9.5 个月;OS 从 20.5 个月延长到 25.7 个月,均有显著统计学差异。结论认为贝伐珠单抗联合化疗,能明显增加 *RAS* 突变型初始不可切除 CRLM 的转化疗效,并显著改善患者生存[92]。这是迄今为止报道的在化疗基础上加用贝伐珠单抗,有效率提高最为显著的一项研究,既往国外针对 mCRC 的多项研究均未显示加用贝伐珠单抗患者客观有效率有明显提高。由于贝伐珠单抗有可能导致术中出血增加,伤口愈合困难,愈合时间明显延长等并发症,因此,在原发肿瘤未切除的情况下,需重视评估原发肿瘤因发生出血、穿孔、梗阻等有可能急诊手术的风险,权衡利弊。再者,如果转化性治疗中使用了贝伐珠单抗,最后一次贝伐珠单抗治疗结束和手术的间隔应该最少 6 周,术后 6~8 周方可再次使用贝伐珠单抗。

针对这样一群整体预后不好、治疗目标又是转化的群体,无疑需要更强烈的治疗方案。针对 mCRC 一线治疗的Ⅲ期随机对照研究结果显示三药 FOLFOXIRI 联合贝伐珠单抗的有效率明显高于两药联合贝伐珠单抗(TRIBE 和 TRIBE2 研究),但在 CRLM 患者中的应用价值尚需要前瞻性随机对照研究进一步证实。

由于肝动脉灌注奥沙利铂、氟尿苷等化疗药物使其在肝脏局部药物浓度增加,有研究显示其可以明显增加肝转移肿瘤的客观有效率。建议在具有 HAI 治疗经验的中心,开展临床研究探索全身化疗 + HAI 化疗作为转化治疗的价值,尤其在 *RAS* 突变或右半结肠癌肝转移患者。

2020 年 ASCO 会议公布了 Keynote 177 研究结果,此项研究比较帕博利珠单抗和化疗治疗 MSI-H/dMMR 转移性结直肠癌患者,结果显示帕博利珠单抗组患者 PFS 有明显获益(mPFS:16.5 个月 vs. 8.2 个月,HR 0.60,95% 置信区间 0.45~0.80;P= 0.000 2),ORR 也明显提高(43.8% vs. 33.1%,P = 0.027 5)[93]。这项研究提示针对 MSI-H/dMMR 的 CRLM 患者,也应该采用帕博利珠单抗治疗,但目前尚无证据显示在免疫靶向治疗基础上加用化疗,客观有效率能否进一步提高,从而提高 CRLM 患者手术切除转化率。

转化治疗开始后 2 个月应重新评估可切除性,一旦可以手术则立即手术切除。但对于肝转移病灶 CRS 评分高危(尤其是病灶数目 ≥ 5 个)患者,建议适当延长转化治疗时间至 3~4 个月。如果转化治疗开始后评估肝脏肿瘤缩小但仍不能达到 NED,则继续治疗,每 2 个月再次评估,一旦可以则立即予以手术切除为主的局部治疗。如化疗 6~8 个月后评估仍然不能达到 NED,但仍有有效药物可选择的患者,建议更换治疗方案进一步尝试转化,而对于难以耐受或不愿意接受治疗方案更换或无有效药物可选择的患者,则转入不可切除肝转移姑息治疗。

NED 后辅助治疗,建议使用转化治疗有效方案。围术期(术前转化 + 术后辅助)治疗总疗程数为 6 个月(双周方案 12 疗程,3 周方案 8 疗程)。对于化疗加靶向药物(贝伐珠单抗或西妥昔单抗)术前转化治疗有效患者,肝转移瘤 NED 后辅助治疗在原有化疗方案基础上是否需要加用靶向药物仍有争议。

(2)初始不可 NED 且无转化可能的患者:对于 MDT 评估为不可切除且无转化可能的患者,以姑息化疗为主,此时的治疗目标是延长生存时间,提高生活质量。但在临床上对于患者肝转移瘤是否可能转化的初始判断,即转化治疗和姑息治疗之间实际上有时并没有清晰界限,因此在全身治疗有效手段越来越发达的今天,我们不应该因为初始肝转移灶数目多或者合并肝外转移就轻易放弃对这部分患者进行根治治疗的机会,应该首先给这部分患者积极的全身治疗,然后根据治疗效果决定下一步治疗策略。如果经过全身治疗后肿瘤明显缩小,技术上可以达到 NED,还是应该积极予以包括手术在内的积极的局部治疗使患者达到 NED,选择方法时需权衡风险和获益,术后继续采用术前有效治疗方案。

对于初始适合接受高强度治疗,且肿瘤负荷大的患者,也尽可能使用高有效率的方案,以便迅速退缩肿瘤,缓解症状。如果患者 *RAS* 和 *BRAF* 野生型,且肿瘤位于左半结肠,首选 FOLFOX/FOLFIRI+ 西妥昔单抗,其次选择 FOLFOXIRI/FOLFOX/CapeOx/FOLFIRI ± 贝伐珠单抗。如果患者 *RAS* 和 *BRAF* 野生型但肿瘤位于右半结肠或患者 *RAS* 或 *BRAF* 突变型,建议选择 FOLFOXIRI/FOLFOX/CapeOx/FOLFIRI ± 贝伐珠单抗。

对于初始不能耐受高强度的初始治疗患者,建议使用输注 5-FU/LV 或卡培他滨,联合或不联合贝伐珠单抗或西妥昔单抗(*RAS/BRAF* 野生型)进行一线治疗。

对于 MSI-H/dMMR 或 *POLE/POLD* 基因突变患者,选择 PD-1 单抗加或不加化疗。

对于经过全身化疗后肿瘤明显缩小,且病灶相对局限,可以达到 NED 的患者,应考虑积极的局部处理,包括手术、消融、SBRT 等技术让患者达到 NED。建议根据毁损性治疗的技术特点为患者选择适合的方法；尽可能选择疗效明确、安全和创伤小的手段；手术仍然是目前优选；必要时可采取多种手段联合；避免肉眼残留，注意安全切缘。术后继续采用术前有效化疗方案。

如果在充分的上述初始治疗后肿瘤达到稳定或部分缓解，但仍无法切除，或者患者出现不可耐受的不良反应（如奥沙利铂的神经毒性），则考虑给予维持治疗或停止治疗，目前绝大多数研究结果显示维持治疗只延长了 PFS，而 OS 没有获益。

维持治疗失败后应根据维持时间和不良反应等选择后续治疗方案。对于维持治疗 6 个月后出现肿瘤进展患者，可考虑原方案重新引入。对于维持治疗 6 个月内出现肿瘤进展或一线治疗过程中出现肿瘤进展患者，则建议更换为二线治疗方案。

二线方案选择主要取决于患者基因状态、原发肿瘤部位、肿瘤负荷、体力状态、脏器功能状态、年龄、既往治疗的方式、时限以及治疗方案中各种药物的毒副作用谱等。尽可能让患者接受所有的化疗和靶向药物。

对于 MSI-H 或 dMMR 或 *POLE/POLD* 基因突变患者，一线未使用过 PD-1 单抗，后线治疗建议使用。对于 *BRAF* 突变患者，后续治疗可使用伊立替康 + 西妥昔单抗 + 维莫菲尼。对于 *HER2* 阳性患者，后续治疗可使用曲妥珠单抗 + 拉帕替尼或曲妥珠单抗 + 帕妥珠单抗。

对于不具备上述靶点或上述治疗失败患者，建议呋喹替尼、瑞戈菲尼、TAS102 等后线治疗方案。

针对转移肿瘤仅局限于肝脏，或以肝脏转移肿瘤为主的患者，有研究证实 SIRT 治疗可以延长生存，对于有条件的患者，可以在全身化疗的基础上考虑加用 SIRT 治疗或单用 SIRT 治疗。

四、肝转移瘤可切除、潜在可切除和不可切除的标准变迁

结直肠癌肝转移的可切除性首先应考虑从外科技术条件上能否

达到完全切除。当无法满足前述所有切除条件时(见第二部分“二、基于治疗目标和治疗方法的肝转移分类”),患者应被判定为初始不可切除病例。这时MDT应该讨论的问题是:患者经过术前化疗肿瘤获得退缩后是否有机会达到上述可切除的要求。如果是,则应将患者归入潜在可切除组;如果因为肿瘤广泛即使化疗后肿瘤退缩也预计无法手术切除,则应将患者归为不可切除组。在此分组的基础上选择不同强度的化疗方案。

在考虑外科技术能否切除的基础上,我们还应该从肿瘤生物学行为方面讨论患者接受肝转移瘤切除后的获益及潜在的风险。以下因素提示肿瘤生物学行为欠佳,当存在以下因素一项或多项时要慎重讨论转移瘤切除的获益与风险。特别是当转移瘤数目太多时,单纯依赖良好的化疗疗效是不太可能让这类患者获得R0切除的,因为要单纯化疗达到完全病理缓解的概率非常低。这些不良因素包括:转移瘤数目非常多,对化疗的反应不佳(无退缩或进展),存在肝外转移(特别是腹膜种植)以及同时性肝转移。

1. 外科技术上的切除标准 肝转移灶可R0切除的标准一直在更新。既往曾对肝转移的可切除性做出了严格的规定,例如要求转移数目<4个、大小不超过5cm、没有两肝叶同时受累以及没有肝外转移等。实际上,近年的研究发现,只要肝转移瘤(及肝外转移)能够完全切除,患者即有生存获益的可能。既往的可切除标准如瘤体数量、大小、侵犯范围、肝外转移情况归入预后因素,用于判断肝切除后获益的大小。因此,目前肝转移的可切除性主要取决于技术方面及预后因素。判定能达到技术上的可切除性:能满足阴性切缘的要求;能切除所有肝脏及肝外病灶;能保留相邻2个肝段;进出肝的血流及胆管均能保留;足够多的切除后残余肝体积。对于没有基础肝病的患者,>30%总正常肝体积即可满足安全残余肝体积的要求;对于化疗后及合并显著性肝脂肪变性的患者,可能需要保留40%~50%的正常肝体积才能满足安全残余肝体积的标准。值得注意的是,对于中国人群,相当数量的患者有肝病背景，因此需要保留的肝脏体积相应增加。除此之外还需考虑患者的全身情况能否耐受手术的问题。

对手术切缘的要求不同研究之间存在一些争议。既往推荐切缘>1cm作为可切除性的判断标准，因为有多项研究证实当切缘>1cm时患者预后较好[34,35]。但是近年的研究结果显示，只要切缘阴性，即使距肿瘤边缘<1cm也不会增加局部复发风险[94,95]。更有研究显示，即使是R1切除，其远期的疗效也优于单纯化疗的患者[94,96]。在这些研究中，能从R1切除中获益的患者是对术前化疗反应较佳的患者；对化疗反应不良者，R1切除的预后显著地差于R0切除。R1切除仍能获得长期疗效的原因可能与肝切除后对残肝切缘的处理有关。研究显示[94,96]，切缘的烧灼毁损的组织可深达切缘1cm以上。同时，R1切除者11%~55%的复发发生在手术切缘，再次的肝切除也可能为患者带来生存的改善。

2. 肿瘤生物学行为 尽管预后因素不再用于直接决定是否进行肝切除，但是MDT团队在判断是否进行切除时应该参考这些预后因素及肿瘤的生物学行为（肿瘤的数目、存在肝外转移、对化疗的反应、同时性或异时性肝转移等）。对于部分技术上可切除的病灶但存在多项预后不良因素，在建议肝切除的时候需要与患者讨论风险和收益。只有当手术能完全切除所有已知病灶时才能考虑手术，因为已经有证据表明肝转移瘤的部分切除或减瘤手术对生存没有好处。

3. 潜在可切除与转化 潜在可切除，或称边缘性可切除，是指由于肿瘤与肝脏重要结构（血管）关系密切导致切除后不能获得满意切缘，或者肿瘤切除后不能保留足够的残余肝体积（<20%总正常肝体积），但一旦化疗后肿瘤体积缩小即可转化为可切除的患者。这类患者在《ESMO结直肠癌诊疗共识指南》中归为组1[94,98]。

潜在可切除的判断相对较主观，这类患者特别需要在MDT中由肝胆外科和影像科医生共同阅读影像学资料并最终达成共识。

目前临床上被定义为潜在可切除的患者主要有以下两类：一是由

于肿瘤与肝脏重要结构(血管)关系密切导致切除后不能获得满意切缘,或者肿瘤切除后不能保留足够的残余肝体积(<20%总正常肝体积)。这一类是真正意义上的潜在可切除,适合采用强化疗方案使之退缩以争取手术切除的机会。另一类是转移数目太多,暂时不适合手术,但在化疗后如肿瘤获得良好的控制患者可能能在手术中获益。这类患者是MDT中经常存在争议的人群,实际上在治疗前其肝转移也可能可以手术切除,只是转移瘤数目太多提示肿瘤生物学行为不良,术前给予化疗的主要目的是观察其生物学行为。

对于潜在可切除的患者,密切的影像学评价非常重要,建议在术前化疗开始后每1.5~2个月要重新评估可切除性,一旦转化为可切除即尽快手术。

五、提高肝转移瘤切除率的外科方法

结直肠癌肝转移如果由于肝肿瘤负荷太大或残肝太小,而不适合切除,可以通过化疗减少肝肿瘤负荷(转化治疗),或增加残肝容积来提高切除率。Adam等报道[99],初始不可切除的1 104例结直肠癌肝转移瘤,经过平均10个疗程新辅助化疗后,138例(12.5%)肝转移瘤获得切除,5年和10年生存率分别为33%和23%,而同期初始可切除的335例肝转移瘤患者,5年和10年生存率分别为48%和30%。新辅助化疗应该持续多久目前尚无共识,Kishi等[100]报道新辅助化疗超过9个疗程后,其有效率变化不大,但肝毒性明显增加。与转化治疗降低肿瘤负荷不同,门静脉栓塞(percutaneous portal vein embolization,PVE)和联合肝脏离断和门静脉结扎的二步肝切除术(ALPPS)可增加残肝容积来提高肝转移瘤外科切除率。此外,联合术中射频可以处理多发、位置深在的小转移灶来提高肝转移切除率。

1. 门静脉栓塞 通过采用门静脉栓塞等介入方法,阻断荷瘤侧的门静脉导致肝叶萎缩,拟保留侧肝脏在几天后即可再生,并且在术后

12~14天达到高峰，待肝代偿性增大到足够的体积后，再进行肝切除术。此外，对于肿瘤同时分布于左肝和右肝患者，可先行一侧肝叶转移瘤切除术，再行对侧门静脉栓塞，待肝剩余体积增大后，再行第二次肝切除术。选择合适的患者行术前门静脉栓塞可扩大手术切除的指征，提高切除率，增加手术的安全性[101]。如果残余肝的体积≤20%正常肝脏总体积，或经高强度化疗患者的残肝体积≤30%，或合并肝纤维化、肝硬化的患者残肝体积≤40%时，即可给予门静脉栓塞治疗；门静脉栓塞治疗3~4周后，应再次用影像学检查评价肝体积和增生程度[102]。需要注意的是，动物实验和临床都发现PVE后残肝肿瘤生长加速[103,104]。

2. 联合肝脏离断和门静脉结扎的二步肝切除术（associating liver partition with portal vein ligation for staged hepatectomy，ALPPS） 手术方法包括结扎门静脉右支，在拟断肝平面原位离断肝实质，如果拟保留的左肝有肿瘤，同时切除。拟保留侧的肝体积在6~9d内迅速增大，达到足够的剩余肝脏体积后进行第二次肝切除手术。ALPPS有较高的术后并发症发生率，90d内的死亡率为9%。因此，目前ALPPS应该在大型医疗中心由具有丰富肝切除经验的外科医生进行[105]。

3. 术中联合消融术 射频或微波消融术创伤较小，肝功能影响小，但局部复发率较高。在结直肠肝转移治疗中的地位仍有争议。肝切除术中联合射频或微波消融术适合肿瘤多发或位置较深的患者，因预期术后残余肝脏体积过小而无法手术切除时，可选择先切除部分较大的肝转移灶，对剩余直径<3cm的转移病灶进行消融治疗，既可提高根治切除率，也可降低术后并发症风险[106,107]。

六、转移性结直肠癌的免疫治疗

2015年ASCO年会上美国学者D.T.Le[108]首次报道了免疫检校

点抑制剂治疗转移性结直肠癌(mCRC)的突破性进展,从此开启结直肠癌免疫治疗的新征程。此后,尽管免疫治疗在多数瘤种取得突破性进展,但是在结直肠癌领域仍然停滞不前。尽管有为数不多的小样本研究提示联合治疗策略有望突破目前的瓶颈,但是这些数据仍然是非常初步的,需要更多的确认。

1. **优势人群** KEYNOTE-016 研究中,标准治疗失败的 mCRC 中 dMMR/MSI-H 患者使用 PD-1 抗体(帕博利珠单抗)客观缓解率高达 62%,而 pMMR 患者有效率为 0;dMMR 组所有患者均未达到中位 PFS 和 OS,而 pMMR 组中位 PFS 和 OS 仅为 2.2 和 5.0 个月[108]。随后的 KEYNOTE-028 研究再次证实了 dMMR/MSI-H 分子特征对 PD-1 抗体疗效的重要预测价值[109]。该项研究的初衷是探索 PD-L1 阳性(>1% 细胞染色)的 mCRC 能否从 PD-1 抗体治疗中获益。研究中从 137 例标准治疗失败的 mCRC 患者中筛选出 33 例 PD-L1 阳性的患者,最终有 23 例入组;最后仅有一例患者获得肿瘤应答,进一步的分子特征分析确认这例患者分子分型是 MSI-H。CheckMate-142 研究同样也证实了 dMMR/MSI-H 人群是 PD-1 抗体免疫治疗获益的优势人群,ORR 为 34%,中位 OS 尚未达到,12 个月 OS 率为 72%[110]。由此可见,只有 MSI-H 或 dMMR 患者才可能从抗 PD-1 治疗中获益。遗憾的是,MSI-H 人群仅占所有结直肠癌的 10%~15%,而晚期患者中只有 5% 是 MSI-H。因此,大多数 mCRC 患者并不能从 PD-1 抗体治疗中获益。

2. **治疗时机** 免疫治疗的疗效与患者自身的免疫状态密切相关。在经过多线治疗后,患者体能状态和免疫状态均受到不同程度的破坏,因此理论上更早使用免疫治疗可能获得更好的疗效。

在标准治疗失败的 mCRC,PD-1 抗体的 ORR 约在 30%,而在 CheckMate-142 研究中,PD-1 抗体联合 CTLA-4 单抗用于标准治疗失败的 mCRC 的 ORR 为 55%;PD-1 抗体联合小剂量 CTLA-4 单抗用于一线治疗 ORR 达到了 60%。值得关注的是,2018 年 ESMO 年会报道的 NICHE 研究发现，早中期的 MSI-H 患者使用 PD-1 抗体联合小剂量 CTLA-4 单抗新辅助治疗 6 周后，所有的 7 例患者都得到显著的肿瘤退缩，其中 4 例为病理完全缓解。这些小样本的研究都提示免疫治疗早期介入疗效更佳。

2020 年 ASCO 会议报告的 KEYNOTE-177 研究结果也证实 MSI-H/dMMR 转移性结直肠癌一线使用 PD-1 抗体疗效优于化疗联合靶向治疗[93]。该研究是一项随机、开放性Ⅲ期临床试验，旨在评估与一线标准化疗相比，帕博利珠单抗在 MSI-H/dMMR 转移性结直肠癌患者中的疗效与安全性。主要研究终点是无进展生存期（PFS）和总生存期（OS）。共入组 307 例患者，中位随访 32.4 个月。结果显示：帕博利珠单抗组患者的总缓解率为 43.8%，化疗组为 33.1%，两组分别有 11% 和 4% 的患者达到完全缓解。帕博利珠单抗组的中位 PFS 为 16.5 个月，化疗组为 8.2 个月（HR=0.60，95% 置信区间 0.45~0.80，P=0.000 2）。在预设的亚组分析中，帕博利珠单抗组的 PFS 均长于化疗组。更加重要的是获得缓解的患者中帕博利珠单抗组缓解持续时间更长。帕博利珠单抗组的中位缓解持续时间尚未达到，化疗组为 10.6 个月。帕博利珠单抗组出现 3 级或以上不良事件的比例为 56%，化疗组为 78%。最常见的不良反应为中性粒细胞计数减少（0% vs. 17%），中性粒细胞减少（0% vs. 15%）和腹泻（6% vs. 11%）。该研究表明，MSI-H/dMMR 转移性结直肠癌应该尽早使用免疫治疗。对于肿瘤负荷大的患者，PD-1 抗体单药有近 30% 的早期进展的风险，应考虑联合治疗的方案。

3. 其他的疗效预测标志 肿瘤突变负荷（TMB）是一个与肿瘤免疫治疗疗效密切相关的分子标志。在 27 种不同肿瘤类型中抗 PD-1/PD-L1 治疗的客观反应率与 TMB 呈高度的相关性。虽然 TMB 与 MSI-H 具有高度的一致性，但是仍有一部分患者表现为 MSS 但高 TMB。这些患者也可能是抗 PD-1 治疗的潜在获益人群。某些特殊类型的突变能够表现为超高的 TMB 但微卫星为 MSS 型。聚合酶 ε

(POLE)是一种参与DNA复制和修复的DNA聚合酶。POLE突变导致DNA复制和修复功能障碍从而产生大量的突变。已有个案报道POLE突变的MSS型患者能够从PD-1抗体治疗中获益。但是该类型的突变只占结直肠癌患者的1%[111]。还有一部分高TMB的MSS型患者并非POLE突变所致。这类患者能否从PD-1抗体治疗获益仍需进一步研究。

值得注意的是,TMB亦可作为接受PD-1抗体治疗的MSI-H患者的疗效预测标志。在一项纳入22例(其中19例为帕博利珠单抗)接受PD-1/L1治疗的mCRC研究中,13例高TMB者全部获得可观缓解,而9例低TMB患者中,6例治疗出现肿瘤进展;中位随访时间超过18个月,高TMB者中位PFS仍未达到,而低TMB者中位PFS为2个月。研究者在18 140例mCRC分子分型数据库中分析认为,理想的区分MSI-H mCRC的TMB的界点在35分位数(37.4个突变/Mb)[112]。这项研究的意义在于使用TMB标志可以进一步富集能够从PD-1抗体治疗中获益的MSI-H患者。对MSI-H但是低TMB者,需要考虑联合治疗或者其他治疗策略。

4. 非优势人群(微卫星稳定,MSS)的探索性研究 近年来,以PD-1抗体为代表的肿瘤免疫治疗取得举世瞩目的成果,成了突破目前肿瘤治疗天花板的重要手段。但是,晚期结直肠癌中只有MSI-H的患者能够从抗PD-1治疗中获益,该人群约占晚期患者中的5%。因此,如何提高MSS患者的肿瘤的免疫原性,使"冷肿瘤"转变为"热肿瘤"是肿瘤免疫治疗成功的关键。

研究者尝试了多种联合疗法,包括PD-1抗体联合CTLA-4单抗的双免疫检校点联合疗法;PD-L1抗体联合MEK抑制剂;PD-L1抗体联合抗血管生成策略均未能获得成功。值得庆幸的是近期有三项小规模的研究初步显示联合治疗策略在MSS型mCRC具有一定的前景。

第一项研究采用的策略是PD-L1抗体(Durvalumab,D)联合 CTLA-4 单抗(Tremelimumab,T)[113]。研究纳入 180 例难治性 mCRC 患者(98% 为 MSS),按 2∶1 随机分配到 D+T 组或者最佳支持治疗(BSC)组。该研究的 OS 从 4.1 个月延长到 6.6 个月(*HR*=0.70, *P*=0.03),达到了主要的研究终点。各亚组间 OS 改善的趋势比较一致;研究组和对照组的 DCR 分别为 23% 和 7%;但两组间的 PFS 无差别。研究组 3 级以上毒性显著高于对照组的(64% vs. 20%),提示双抗免疫治疗的毒性值得临床重视。

第二项研究采用的策略是 PD-1 抗体联合多靶点的抗血管生成药物瑞戈非尼,后者是一种作用于肿瘤细胞增殖、肿瘤血管生成及调节肿瘤微环境的三通道多激酶抑制剂[114]。

研究方案为瑞戈非尼为 80~160mg,每日一次,使用 3 周休息 1 周,纳武利尤单抗 3mg/kg 每 2 周静脉注射;通过剂量爬坡确定瑞戈非尼的剂量后再使用该剂量扩展队列;扩展队列开始的瑞戈非尼的剂量为 120mg,但因患者无法耐受最终剂量减少为 80mg。研究纳入了标准治疗失败的 mCRC 和胃癌患者各 25 例。令人惊喜的是 25 例 mCRC 中 9 例获得客观缓解,其中 8 例(33%)为 MSS 型,1 例为 MSI-H 型。mCRC 组的中位无进展时间为 5.8 个月。值得关注的是该研究还发现了调节性 T 细胞(Treg)可能作为治疗获益的临床标志物。

第三项研究采用免疫检校点双抗体伊匹木单抗(Ipilimumab)和纳武利尤单抗(nivolumab)联合放疗治疗的策略以刺激 MSS 型 mCRC 患者免疫反应。治疗方案为 ipilimumab(1mg/kg,每 6 周)、nivolumab(240mg,每 2 周)以及在第 2 周期隔天进行转移灶的选择性放疗(8Gy, 3 分割),治疗反应定义为放射野外的疾病控制[115]。研究共纳入 40 例至少两线治疗进展的 MSS 型 mCRC,ITT 人群疾病控制率为 17.5%(7/40),客观缓解率为 7.5%(3/40),ITT 人群中位疾病控制时间为 77 天。mITT 人群(所有接受放疗和疗效评估者)24 例,疾病控制率为 29.2%(7/24),ORR 为 12.5%(3/24),中位疾病控制时间为 77.5 天;其中疾病控制患者252天，PD患者77天。该研究初步显示了双免疫检校点抑制剂联合放疗在MSS型mCRC中的安全性和有效性。

尽管这三项研究显示了联合治疗策略在MSS型mCRC中的有效性，但是目前的数据仍然是非常初步和有限的。因此在随机对照研究确认结果之前仍要非常谨慎对待。

综上所述，mCRC的免疫治疗尽管取得一些进展，但是适用人群仍然非常有限。可喜的是近期的几项小样本研究提示联合治疗策略有望突破目前的瓶颈，期待这些策略能够在随机对照研究中获得确认。

七、转移瘤不可切除的晚期结直肠癌原发瘤切除的共识与争议

1. 转移瘤不可切除的同时性晚期结直肠癌的治疗历史、现状及争议 转移瘤不可切除的同时性晚期结直肠癌（mCRC）是指确诊结直肠癌的同时，患者已经伴发远处转移，而且转移瘤在技术上或肿瘤学上被认为不能切除。转移瘤是否可切除，是晚期结直肠癌是否能治愈的重要标准，而对于不可切除者，疾病已属于不能治愈，治疗原则就是控制症状、改善生活质量，延长患者生存，因此，主要的治疗是全身化疗，而对于原发瘤是否应该切除，则颇有戏剧性的变化。

而在考虑原发灶是否应该切除时，主要看原发灶是否伴有症状，主要指已经或即将出现的肠梗阻、不可控制的原发瘤出血、原发瘤穿孔、腹膜炎等，而这些症状会影响到后续的化疗、患者的生活质量乃至生存，当伴有这些症状时一般要求先行切除原发灶，维持消化道通畅，再来考虑全身化疗。对于这个，目前大概没有争议。在单纯5-FU治疗时代，由于没有更多有效治疗，临床的处理策略就是基本都切除原发灶，后来随着伊立替康、奥沙利铂甚至靶向药物的出现，大大提高了全身化疗的有效率，业界开始来思考切除原发瘤的价值及必要性。目

前全球的主要指南(如NCCN[116]和ESMO[117]指南)均推荐除非有症状,否则不常规推荐切除,到最近,又有一些资料表明,切除原发灶,可能会让患者获益。这整个的变化过程,反映了业界对疾病本质的认识的不断变化、越来越多有效治疗药物及手段的出现、mCRC的总生存越来越长的基本过程。

而对于初诊时肠道原发瘤不伴有明显症状,暂时不会影响到后续化疗,该类患者是否应该切除原发灶,目前全球主流的治疗指南均不推荐切除原发瘤,而推荐应该直接全身化疗,直到出现症状或者转移瘤也有机会获得手术切除时才考虑再切除原发瘤。但其实在临床上,目前则存在很大的争议,理由如下:

认为原发瘤应该切除的优点:可以防止穿孔、梗阻、出血等并发症发生,为化疗创造条件;尤其是在现有全身治疗疗效整体提高,患者生存时间越来越长的情况下,患者原发瘤在整个病程中出现上述并发症的风险也随之增加了。化疗过程中一旦出现需要手术干预的原发瘤相关症状,往往需要急诊手术,而此时由于化疗对全身情况、骨髓功能、机体免疫力等的影响,此时的急诊手术并发症和死亡率都会增高;原发瘤切除后,肿瘤负荷减少,可能增加残余肿瘤对后续全身化疗等治疗的应答,带来额外的生存获益;原发瘤切除后会对患者的心理产生正面的影响,增强治疗的信心。

认为不应该切除原发瘤的观点:手术会延迟了全身治疗(化疗)的开始,手术本身对身体状况的打击,导致肿瘤可能快速进展;手术本身也会带来并发症,影响后续全身治疗的开始,甚至增加新的并发症;手术创伤对患者心理的负面影响;越来越有效的全身化疗,通过增加肿瘤对治疗的应答,会降低原发瘤出现相关并发症的危险,从而使得多数的手术变得没有意义;原发瘤切除对患者长期生存的意义未明。

由上可见,对于初诊时转移瘤不可切除、原发瘤没有明显症状的晚期结直肠癌,原发瘤是否应该切除的争论焦点在于两点:原发瘤的存在是否会增加后续治疗中出现肠道相关并发症的风险？原发瘤的切除能否带来额外的生存获益？

2. 原发瘤的存在与化疗过程中肠道并发症的关系 此问题关注的焦点是原发瘤如果不切除，在接受后续的全身化疗以后，和原发瘤相关的、需要手术干预的肠道并发症会不会增加，比如梗阻、穿孔、出血、腹膜炎等。源于既往的临床观察和经验，认为原发瘤对单纯全身化疗的治疗反应不如转移瘤，尤其是肝转移瘤明显，因而容易在治疗过程中出现梗阻等相关并发症。

美国NSABP C-10试验探讨了转移瘤不可切除、原发瘤无症状的mCRC，接受mFOLFOX6（5-FU/LV/奥沙利铂）+贝伐珠单抗作为全身治疗，观察整个过程中出现的需要外科干预的原发瘤相关并发症或因原发瘤导致的死亡（主要终点事件）[118]。结果发现86例患者中，仅有12例（14%）出现主要终点事件，低于试验预设的可接受发生率的上线25%。而63例（73.3%）则至死亡或随访结束时也没有出现原发瘤相关的症状。试验认为mFOLFOX6+贝伐珠单抗化疗后并不增加原发瘤相关的梗阻、穿孔、出血或死亡，不必事先切除原发瘤。

众所周知，含贝伐珠单抗的化疗，会增加肿瘤穿孔、出血的风险，而NSABP C-10则证实即使被认为风险更大的这样一种化疗方案，也不会明显增加局部并发症的风险，是安全的。

来自美国纽约MSKCC[119]和费城福克斯·蔡斯（Fox Chase）癌症中心[120]的资料也表明，后续化疗中需要手术干预的肠道并发症的发生率分别为7%和9.8%；英国伦敦皇家马斯登（Royal Marsden）医院的研究则发现原发瘤切除和不切除两组患者在化疗中出现肠道并发症的机会均为13%，不切除原发瘤并不会增加后续化疗中出现肠道并发症的风险[121]。

在一项荟萃分析中，作者分析了1999—2006年发表的7项研究，纳入共850例原发瘤无症状、转移瘤不可切除的mCRC患者，分析初始手术切除原发瘤然后全身化疗，以及直接全身化疗两种治疗模式，主要观察指标是各种模式下的并发症发生率[122]。结果显示，直接化疗组，与原发瘤相关的最主要并发症是肠梗阻，总体发生率 13.9%(95% 置信区间 9.6%~18.8%)；而肠梗阻更常发生于左半结肠和直肠部位的原发肿瘤，与右半结肠部位相比，梗阻发生率分别为 21% vs. 12%。原发瘤相关出血发生率为 3.0%(95% 置信区间：0.95%~6.0%)，全都通过输血治疗而无需手术干预。该荟萃分析所纳入的研究中化疗过程中未见穿孔、腹膜炎、瘘道等并发症报道。

总之，目前越来越多证据认为原发瘤的存在，并不增加后续化疗中出现肠道并发症的风险，原发瘤发生需要外科干预并发症的总体风险一般在 15% 以下，全身化疗作为初始治疗是安全的，尚不值得为此推荐此类患者常规预先切除原发瘤。

3. 原发瘤切除能否延长生存？ 这是目前最有争议的焦点。

原发灶切除能改善生存的潜在机制是什么？目前具体还不清楚，但业界一般认为可能和如下几点有关：减少了肿瘤负荷；提高了对化疗的耐受性；缓解了原发瘤相关的症状，提高了生活质量。

由于缺乏专门针对此问题的前瞻性随机对照试验，目前所发表的均为回顾性资料，表 14 所列为较大宗病例回顾分析结果，可见，多数的研究结果提示原发瘤切除在一定程度上带来了生存获益，但这些均为回顾性分析，而且，没有交代决定手术切除或不切除的主要原因、患者的一般状况等，病例选择存在较大偏倚，这本身就会影响患者的预后；另外一个问题是，在表 14 中几乎所有原发瘤没有切除的患者，中位生存期为 5~14 个月，远低于目前 mCRC 接受标准全身化疗后的 18~20 个月的中位生存[123,124]，提示没有接受原发瘤切除的这组患者整体预后不良，生存差异很可能本身就是因为病例选择的偏倚所导致。而近来发表的两项系统分析[122,125]，在将所有历史发表文献进行荟萃分析以后，发现与全身治疗相比，原发瘤切除带来的生存获益是有限的，而且，资料不一致。

表 14　mCRC 原发瘤切除对预后的影响

作者	研究时限	原发瘤分组	病例数	OS/ 月	*P* 值
Yun[126]	1994—2004 年	切除	283	15.3	<0.001
		未切除	93	5.3	
Aslam[127]	1998—2007 年	切除	366	14.5	<0.005
		未切除	281	5.8	
Tebbutt[121]	1990—1999 年	切除	280	14	0.08
		未切除	82	8.2	
Chan[128]	2000—2002 年	切除	286	14	<0.001
		未切除	125	6	
Seo[129]	2001—2008 年	切除	144	22	0.076
		未切除	83	14	
Koopman[130]	CAIRO	切除	297	18	0.000 1
	2003—2004 年	未切除	169	12	
Tol[131]	CAIRO2	切除	329	21	0.000 1
	2005—2006 年	切除	149	13	
Ahmed[132]	1997—2008 年	未切除	478	18.3	<0.001
		未切除	332	8.4	

而 2012 年在 ASCO 年会口头汇报的一项法国研究结果，再次将业界关注的眼光吸引到这个话题上[133]。这个研究表明，切除原发瘤能显著改善生存。法国的该项荟萃分析纳入了四项单独的关于 mCRC 一线治疗的随机对照研究（FFCD 9601、FFCD 2000-05、ACCORD 13 和 ML 16987），共计 1 155 例患者，分析病程中原发瘤切除对总生存（OS）的影响，在符合条件的 810 例患者中，478 例（59%）接受了原发瘤切除，并带来了显著的生存改善，综合了肿瘤部位、CEA、ALP、WBC、PS 评分和转移瘤数目的多因素分析结果显示，原发瘤切除是独立的预后因素，显著提高了 OS［HR：0.63（0.53~0.75）；*P*<0.000 1］和 PFS［HR：0.82（0.70~0.95）；*P*=0.000 7］。进一步的分层分析发现，原发瘤位于直肠和 CEA 水平较低者更能从原发瘤切除中获益。

尽管该研究引发的后续关注和争议还在持续，尤其是病例选择偏倚的问题，但却掀开了这个持续的话题，业界对此的关注日趋增多。

2014 年末，一项纳入 37 793 例病例的来自美国 SEER 数据库的回顾性研究发现，1998—2009 年，所有的转移瘤不可切除的Ⅳ期肠癌中，共有 60.9% 的患者接受了姑息性原发瘤切除，统计分析表明，切除原发灶为患者带来了 OS 获益（$P<0.001$，HR：0.40，95% 置信区间 0.39~0.42），肿瘤相关生存也有获益（$P<0.001$，HR：0.39，95% 置信区间 0.38~0.40）[134]。然而，2015 年初，发表在 *JAMA Surgery* 的另外一个研究却得出相反的结论[133]。作者在分析了 1988—2010 年美国 SEER 和 NCI 数据库中共 64 157 例 mCRC 患者，其中 67.4% 的患者接受了原发灶切除，但接受原发灶切除的比率却随着时代的变化而逐年减少，1988 年时切除比率为 74.5%，2010 年则下降到 57.4%（$P<0.01$），其中在进入 21 世纪后每年原发灶切除率下降为 2.39%，较前显著加快（$P<0.001$），与此同时，患者的总体生存确实在逐年提高，5 年 OS 在 1988 年时为 8.6%，2010 年已达 17.8%，因此作者推论，mCRC 患者生存的获益，主要不是来自原发灶切除。

那么，原发瘤切除到底会否影响到患者的生存？遗憾的是，迄今为止，针对此问题尚未有一项随机对照研究结果发布，目前全球有两项相关试验正在进行，德国的 SYNCHRONOUS 试验于 2011 年 1 月开始招募患者，荷兰的 CAIRO 4 试验于 2012 年 5 月开始招募患者[135]。

2020 年 1 月 23~25 日在美国旧金山举行的美国临床肿瘤学会胃肠道肿瘤研讨会（ASCO-GI）上，日本国立癌症中心的 Yukihide Kanemitsu 教授汇报的 JCOG1007（iPACS）研究[136]，是该领域迄今为止报道结果的唯一一项前瞻性随机对照研究，遗憾的是，这是一项提前终止的阴性研究，没有达到研究终点。研究计划入组 770 例，后调整为 280 例，拟证实在原发灶无症状、转移灶不可切除的 mCRC 患者中行原发灶切除然后序贯全身治疗对比单纯全身治疗（FOLFOX/CapeOx+贝伐珠单抗）的优效性，主要终点总生存从 24 个月提高到 32 个月。入组 160 例患者时观察到原发灶切除组的中位 OS 为 25.9 个月，低于单纯全身治疗组 26.7 个月［HR 1.10（0.76~1.59），单侧 P=0.69］，提前终止试验。原发灶切除组的手术死亡率为 4%（3/78），而且术后全身治疗中并发症也高于对照组；而单纯全身治疗组治疗过程中出现需要手术干预并发症的比例为 13%（11/80），该研究不推荐常规不可切除无症状 mCRC 预防性切除原发灶。

总之，目前对 mCRC 原发瘤切除能否带来生存获益仍存争议，也是最值得探索的焦点，需要开展更多前瞻性随机对照研究来证实。

4. 原发瘤切除的安全性 由于 mCRC 患者往往疾病范围广泛、营养状况及一般体力情况差、免疫功能低下，手术的安全性受到普遍关注，而后者则会明显影响到后续的治疗安排和康复，从而影响患者的预后。

关于原发瘤切除的手术安全性，系统分析发现手术死亡率 0~4.6%，4 项研究的荟萃分析发现死亡率 2.7%（95% CI 1.1%~5.0%），术后并发症发生率 18.8%~47%，严重并发症包括术后肠梗阻（13.2%）、出血（1.5%~3.9%）和败血症（2.3%~10.6%），荟萃分析后发现总体来说，原发瘤切除后会导致 11.8%（95% 置信区间 4.4%~22.0%）的患者术后出现严重并发症[122]。

如果原发瘤切除不能肯定带来生存获益，而且还会引起相关手术并发症，影响患者生活质量，那么，其价值就值得商榷。

5. 未来临床研究的假说及思路 从生存能否获益的角度看，目前现有的矛盾的数据来表明 mCRC 中肯定有能从原发灶切除中得到生存获益的群体，也有不能获益的群体。现在的问题是如何甄别出来。

从表 14 中可以看出，既往的回顾性分析中，多数研究均显示原发瘤切除组的生存要明显长于单纯化疗组，而后者的中位生存期普遍在 5~14 个月，远低于目前 mCRC 接受标准全身化疗后的 18~20 个月的中位生存[123,124]，提示没有接受原发瘤切除的这组患者整体预后不良。而在法国的研究里[137]，分层分析提示 CEA 水平较低者，从原发瘤切除中获得的生存优势最大，而当 CEA>600ng/ml 时，原发瘤切除已经不能带来额外的生存获益（HR 0.9，95% 置信区间 0.7~1.2），因为 CEA

水平在一定程度上反映了肿瘤的整体负荷，提示肿瘤负荷过大的患者，也许不能从原发瘤切除带来好处。

据此我们假设，预后不良的患者，也许不适合进行原发瘤的切除。事实上，预后不良的患者，往往是疾病进展迅速，因此，理论上更需要化疗等全身治疗来达到对肿瘤迅速控制的目的，这也是业界反对一开始即进行原发瘤切除的主要原因，因为手术会耽误全身治疗的开始，并让机体受到创伤。

我们的设想是原发瘤切除应该解决两个问题：挑选合适的群体（预后相对较好），选择最佳手术时机（全身化疗前即手术可能不是最佳时机）。先行化疗是最佳的筛选手段。而目前全球的类似临床研究[135]，设计上均未考虑到这一点，都是在全身化疗前决定是否切除原发灶，而我们认为，这也许不是最佳时机。

因此，针对原发瘤无症状、转移瘤不可切除的转移性结直肠癌患者，可行的一种研究模式就是先行标准全身化疗一段时间（4~6 个月），如果疾病得到控制，肿瘤没有进展，再进行随机分组，研究原发灶切除对预后的影响。这样一来，一方面排除疾病快速进展的患者，可以想象，对该类患者来说，如果强力的全身化疗都控制不了肿瘤，那么，再进行对机体有创伤的手术，应该是有害无益；另一方面，在化疗中出现原发瘤并发症的患者，可以直接接受原发瘤切除，不再进入研究。图 5 所示是目前正在进行的中山大学附属肿瘤医院关于原发灶切除的“308 计划”项目临床研究流程[138]。

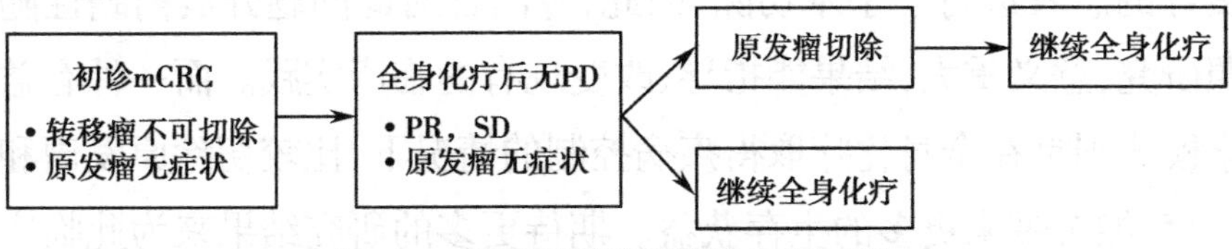

图 5　mCRC 原发瘤切除的 RCT 设计

6. 现时“中肿”MDT 讨论时秉承的基本原则和推荐　由上可见，对于转移瘤不可切除且暂无症状的原发灶，是否应该手术切除，目前尚无随机对照研究的数据来指导临床选择，在现时的临床实践中，需要对每一个患者进行个体化的考虑，一般来说，需要仔细评估肿瘤进展的速度、预计的生存期、原发瘤部位、大小、占肠腔的周径/肠腔狭窄程度、接受全身治疗的意愿及可行性等多个因素，一般来说，在中山大学附属肿瘤医院结直肠癌 MDT 讨论时，如下一些情形，会倾向于推荐进行原发灶切除：

(1)高龄/体质弱或其他原因(经济、意愿等)导致患者无条件接受系统全身治疗者。

(2)预计短期内会出现梗阻等症状者，比如降-乙结肠部肿瘤，肠镜下已经全周受侵，内镜无法通过者。

(3)肿瘤负荷明显大于转移灶的巨块型原发灶。

(4)全身治疗后转移瘤控制良好，而瘤负荷依然很重的原发灶，预计切除原发灶可以明显减少总体肿瘤负荷者。

(5)预计后续全身治疗中会长时间使用贝伐珠单抗，而使得原发瘤切除时机变得难以决策时，可以考虑在开始贝伐珠单抗治疗前切除原发灶。

7. 小结 对于原发瘤无症状、转移瘤不可切除的转移性结直肠癌，原发瘤是否切除的主要价值取决于两点：第一，原发瘤切除后能否为后续的全身化疗提供更好的治疗安全性，从目前的研究结论来看，认为这一点是没必要的，原发瘤不切除并不影响后续治疗的开展；第二，原发瘤的切除能否带来额外的生存获益，这尚存争议，既往的回顾性研究存在很大的选择偏倚，普遍结果都显示能带来生存获益，这可能是选择预后良好的患者进行了手术切除，因此，专门针对此问题开展前瞻性随机对照研究，意义重大，结果能指导、改变现有的临床实践。而一种有益的探索模式则是在全身化疗取得疾病控制的情况下，比较切除原发瘤和单纯化疗，能否带来更多的生存获益。期待更多的研究结果来为此临床问题的解决提供更多依据。随机研究的数据出来之前，目前现时的临床实践中应该针对每一个患者进行个体化讨论和决策。

参考文献

[1] PIMENTEL-NUNES P, DINIS-RIBEIRO M, PONCHON T, et al. Endoscopic submucosal dissection: European Society of Gastrointestinal Endoscopy (ESGE) Guideline [J]. Endoscopy, 2015, 47 (9): 829-854.

[2] GLYNNE-JONES R, WYRWICZ L, TIRET E, et al. Rectal cancer: ESMO Clinical Practice Guidelines for diagnosis, treatment and follow-up [J]. Ann Oncol, 2018, 29 (Suppl 4): v263.

[3] WERNECKE J.[Diabetes in old age][J]. MMW Fortschr Med, 2020, 162 (Suppl 1): 28-35.

[4] OLDENBURG A, HOHMANN J, FOERT E, et al. Detection of hepatic metastases with low MI real time contrast enhanced sonography and SonoVue [J]. Ultraschall Med, 2005, 26 (4): 277-284.

[5] KONOPKE R, KERSTING S, BERGERT H, et al. Contrast-enhanced ultrasonography to detect liver metastases: a prospective trial to compare transcutaneous unenhanced and contrast-enhanced ultrasonography in patients undergoing laparotomy [J]. Int J Colorectal Dis, 2007, 22 (2): 201-207.

[6] KINKEL K, LU Y, BOTH M, et al. Detection of hepatic metastases from cancers of the gastrointestinal tract by using noninvasive imaging methods (US, CT, MR imaging, PET): a meta-analysis [J]. Radiology, 2002, 224 (3): 748-756.

[7] 中华人民共和国卫生和计划生育委员会医政医管局 . 原发性肝癌诊疗规范 (2017 年版) [J]. 中华消化外科杂志 , 2017, 16 (7): 635-647.

[8] European Association for the Study of the Liver. EASL Clinical Practice Guidelines: Management of hepatocellular carcinoma [J]. J Hepatol, 2018, 69 (1): 182-236.

[9] COSGROVE D, BLOMLEY M. Liver tumors: evaluation with contrast-enhanced ultrasound [J]. Abdom Imaging, 2004, 29 (4): 446-454.

[10] CLAUDON M, DIETRICH C F, CHOI B I, et al. Guidelines and good clinical practice recommendations for contrast enhanced ultrasound (CEUS) in the liver update 2012: a WFUMB-EFSUMB initiative in cooperation with representatives of

AFSUMB, AIUM, ASUM, FLAUS and ICUS [J]. Ultraschall Med, 2013, 34 (1): 11-29.

[11] IAVARONE M, SANGIOVANNI A, FORZENIGO L V, et al. Diagnosis of hepatocellular carcinoma in cirrhosis by dynamic contrast imaging: the importance of tumor cell differentiation [J]. Hepatology, 2010, 52 (5): 1723-1730.

[12] MEMON S, LYNCH A C, BRESSEL M, et al. Systematic review and meta-analysis of the accuracy of MRI and endorectal ultrasound in the restaging and response assessment of rectal cancer following neoadjuvant therapy [J]. Colorectal Dis, 2015, 17 (9): 748-761.

[13] MAAS M, LAMBREGTS D M, NELEMANS P J, et al. Assessment of Clinical Complete Response After Chemoradiation for Rectal Cancer with Digital Rectal Examination, Endoscopy, and MRI: Selection for Organ-Saving Treatment [J]. Ann Surg Oncol, 2015, 22 (12): 3873-3880.

[14] MURAD-REGADAS S M, REGADAS F S, RODRIGUES L V, et al. Criteria for three-dimensional anorectal ultrasound assessment of response to chemoradiotherapy in rectal cancer patients [J]. Colorectal Dis, 2011, 13 (12): 1344-1350.

[15] FONG Y, FORTNER J, SUN R L, et al. Clinical score for predicting recurrence after hepatic resection for metastatic colorectal cancer: analysis of 1001 consecutive cases [J]. Ann Surg, 1999, 230 (3): 309-318, 318-321.

[16] MANDARD A M, DALIBARD F, MANDARD J C, et al. Pathologic assessment of tumor regression after preoperative chemoradiotherapy of esophageal carcinoma. Clinicopathologic correlations [J]. Cancer, 1994, 73 (11): 2680-2686.

[17] HAMADA A, YAMAKADO K, NAKATSUKA A, et al. Radiofrequency ablation for colorectal liver metastases: prognostic factors in non-surgical candidates [J]. Jpn J Radiol, 2012, 30 (7): 567-574.

[18] HAMMILL C W, BILLINGSLEY K G, CASSERA M A, et al. Outcome after laparoscopic radiofrequency ablation of technically resectable colorectal liver metastases [J]. Ann Surg Oncol, 2011, 18 (7): 1947-1954.

[19] SOLBIATI L, AHMED M, COVA L, et al. Small liver colorectal metastases treated with percutaneous radiofrequency ablation: local response rate and long-term survival with up to 10-year follow-up [J]. Radiology, 2012, 265 (3): 958-968.

[20] VELTRI A, SACCHETTO P, TOSETTI I, et al. Radiofrequency ablation of colorectal liver metastases: small size favorably predicts technique effectiveness and survival [J]. Cardiovasc Intervent Radiol, 2008, 31 (5): 948-956.

[21] RUERS T, Van COEVORDEN F, PUNT C J, et al. Local Treatment of Unresectable Colorectal Liver Metastases: Results of a Randomized Phase Ⅱ Trial [J]. J Natl Cancer Inst, 2017, 109 (9).

[22] RUERS T, PUNT C, Van COEVORDEN F, et al. Radiofrequency ablation combined with systemic treatment versus systemic treatment alone in patients with non-resectable colorectal

liver metastases: a randomized EORTC Intergroup phase Ⅱ study (EORTC 40004)[J]. Ann Oncol, 2012, 23 (10): 2619-2626.

[23] KINGHAM T P, KARKAR A M, D'ANGELICA M I, et al. Ablation of perivascular hepatic malignant tumors with irreversible electroporation [J]. J Am Coll Surg, 2012, 215 (3): 379-387.

[24] OGAWA T, KAWAMOTO H, KOBAYASHI Y, et al. Prevention of biliary complication in radiofrequency ablation for hepatocellular carcinoma-Cooling effect by endoscopic nasobiliary drainage tube [J]. Eur J Radiol, 2010, 73 (2): 385-390.

[25] SILK M T, WIMMER T, LEE K S, et al. Percutaneous ablation of peribiliary tumors with irreversible electroporation [J]. J Vasc Interv Radiol, 2014, 25 (1): 112-118.

[26] SCORSETTI M, CLERICI E, COMITO T. Stereotactic body radiation therapy for liver metastases [J]. J Gastrointest Oncol, 2014, 5 (3): 190-197.

[27] RUSTHOVEN K E, KAVANAGH B D, CARDENES H, et al. Multi-institutional phase Ⅰ/Ⅱ trial of stereotactic body radiation therapy for liver metastases [J]. J Clin Oncol, 2009, 27 (10): 1572-1578.

[28] SCORSETTI M, ARCANGELI S, TOZZI A, et al. Is stereotactic body radiation therapy an attractive option for unresectable liver metastases ? A preliminary report from a phase 2 trial [J]. Int J Radiat Oncol Biol Phys, 2013, 86 (2): 336-342.

[29] HOYER M, ROED H, TRABERG H A, et al. Phase Ⅱ study on stereotactic body radiotherapy of colorectal metastases [J]. Acta Oncol, 2006, 45 (7): 823-830.

[30] SARPEL U, BONAVIA A S, GRUCELA A, et al. Does anatomic versus nonanatomic resection affect recurrence and survival in patients undergoing surgery for colorectal liver metastasis ? [J]. Ann Surg Oncol, 2009, 16 (2): 379-384.

[31] KULIK U, BEKTAS H, KLEMPNAUER J, et al. Repeat liver resection for colorectal metastases [J]. Br J Surg, 2013, 100 (7): 926-932.

[32] HAMADY Z Z, LODGE J P, WELSH F K, et al. One-millimeter cancer-free margin is curative for colorectal liver metastases: a propensity score case-match approach [J]. Ann Surg, 2014, 259 (3): 543-548.

[33] YIN Z, LIU C, CHEN Y, et al. Timing of hepatectomy in resectable synchronous colorectal liver metastases (SCRLM): Simultaneous or delayed ? [J]. Hepatology, 2013, 57 (6): 2346-2357.

[34] BROUQUET A, MORTENSON M M, VAUTHEY J N, et al. Surgical strategies for synchronous colorectal liver metastases in 156 consecutive patients: classic, combined or reverse strategy ? [J]. J Am Coll Surg, 2010, 210 (6): 934-941.

[35] LAM V W, LAURENCE J M, PANG T, et al. A systematic review of a liver-first approach in patients with colorectal cancer and synchronous colorectal liver metastases [J]. HPB (Oxford), 2014, 16 (2): 101-108.

[36] EMBUN R, FIORENTINO F, TREASURE T, et al. Pulmonary metastasectomy in colorectal cancer: a prospective study of demography and clinical characteristics of 543 patients in the Spanish colorectal metastasectomy registry (GECMP-CCR)[J]. BMJ Open, 2013, 3 (5).

[37] YAN T D, SIM J, BLACK D, et al. Systematic review on safety and efficacy of repeat hepatectomy for recurrent liver metastases from colorectal carcinoma [J]. Ann Surg Oncol, 2007, 14 (7): 2069-2077.

[38] MEYERHARDT J A, MANGU P B, FLYNN P J, et al. Follow-up care, surveillance protocol, and secondary prevention measures for survivors of colorectal cancer: American Society of Clinical Oncology clinical practice guideline endorsement [J]. J Clin Oncol, 2013, 31 (35): 4465-4470.

[39] HOYER M, SWAMINATH A, BYDDER S, et al. Radiotherapy for liver metastases: a review of evidence [J]. Int J Radiat Oncol Biol Phys, 2012, 82 (3): 1047-1057.

[40] MENDEZ R A, KESKIN-CAMBAY F, van OS R M, et al. Institutional experience in the treatment of colorectal liver metastases with stereotactic body radiation therapy [J]. Rep Pract Oncol Radiother, 2017, 22 (2): 126-131.

[41] YOUNG S, D'SOUZA D, FLANAGAN S, et al. Review of the Clinical Evidence for the Use of DEBIRI in the Treatment of Colorectal Metastatic Disease [J]. Cardiovasc Intervent Radiol, 2017, 40 (4): 496-501.

[42] van HAZEL G A, HEINEMANN V, SHARMA N K, et al. SIRFLOX: Randomized Phase Ⅲ Trial Comparing First-Line mFOLFOX6 (Plus or Minus Bevacizumab) Versus mFOLFOX6 (Plus or Minus Bevacizumab) Plus Selective Internal Radiation Therapy in Patients With Metastatic Colorectal Cancer [J]. J Clin Oncol, 2016, 34 (15): 1723-1731.

[43] ADAM R, de GRAMONT A, FIGUERAS J, et al. Managing synchronous liver metastases from colorectal cancer: a multidisciplinary international consensus [J]. Cancer Treat Rev, 2015, 41 (9): 729-741.

[44] PETROWSKY H, GONEN M, JARNAGIN W, et al. Second liver resections are safe and effective treatment for recurrent hepatic metastases from colorectal cancer: a bi-institutional analysis [J]. Ann Surg, 2002, 235 (6): 863-871.

[45] RYAN R, GIBBONS D, HYLAND J M, et al. Pathological response following long-course neoadjuvant chemoradiotherapy for locally advanced rectal cancer [J]. Histopathology, 2005, 47 (2): 141-146.

[46] HELLMAN S, WEICHSELBAUM R R. Oligometastases [J]. J Clin Oncol, 1995, 13 (1): 8-10.

[47] TAKAHASHI S, NAGAI K, SAITO N, et al. Multiple resections for hepatic and pulmonary metastases of colorectal carcinoma [J]. Jpn J Clin Oncol, 2007, 37 (3): 186-192.

[48] ANDRES A, MENTHA G, ADAM R, et al. Surgical management of patients with colorectal cancer and simultaneous liver and lung metastases [J]. Br J Surg, 2015, 102 (6): 691-699.

[49] MISE Y, KOPETZ S, MEHRAN R J, et al. Is complete liver resection without resection of synchronous lung metastases justified ? [J]. Ann Surg Oncol, 2015, 22 (5): 1585-1592.
[50] DAVE R V, PATHAK S, WHITE A D, et al. Outcome after liver resection in patients presenting with simultaneous hepatopulmonary colorectal metastases [J]. Br J Surg, 2015, 102 (3): 261-268.
[51] Van CUTSEM E, CERVANTES A, ADAM R, et al. ESMO consensus guidelines for the management of patients with metastatic colorectal cancer [J]. Ann Oncol, 2016, 27 (8): 1386-1422.
[52] ANDO N, KATO H, IGAKI H, et al. A randomized trial comparing postoperative adjuvant chemotherapy with cisplatin and 5-fluorouracil versus preoperative chemotherapy for localized advanced squamous cell carcinoma of the thoracic esophagus (JCOG9907)[J]. Ann Surg Oncol, 2012, 19 (1): 68-74.
[53] RUBBIA-BRANDT L, GIOSTRA E, BREZAULT C, et al. Importance of histological tumor response assessment in predicting the outcome in patients with colorectal liver metastases treated with neo-adjuvant chemotherapy followed by liver surgery [J]. Ann Oncol, 2007, 18 (2): 299-304.
[54] WANG Y, YUAN Y F, LIN H C, et al. Pathologic response after preoperative therapy predicts prognosis of Chinese colorectal cancer patients with liver metastases [J]. Chin J Cancer, 2017, 36 (1): 78.
[55] van DAM P J, van der STOK E P, TEUWEN L A, et al. International consensus guidelines for scoring the histopathological growth patterns of liver metastasis [J]. Br J Cancer, 2017, 117 (10): 1427-1441.
[56] LIANG J Y, XI S Y, SHAO Q, et al. Histopathological growth patterns correlate with the immunoscore in colorectal cancer liver metastasis patients after hepatectomy [J]. Cancer Immunol Immunother, 2020, 69 (12): 2623-2634.
[57] WANG Y, LIN H C, HUANG M Y, et al. The Immunoscore system predicts prognosis after liver metastasectomy in colorectal cancer liver metastases [J]. Cancer Immunol Immunother, 2018, 67 (3): 435-444.
[58] MLECNIK B, Van den EYNDE M, BINDEA G, et al. Comprehensive Intrametastatic Immune Quantification and Major Impact of Immunoscore on Survival [J]. J Natl Cancer Inst, 2018, 110 (1).
[59] LIN H C, SHAO Q, LIANG J Y, et al. Primary tumor immune score fails to predict the prognosis of colorectal cancer liver metastases after hepatectomy in Chinese populations [J]. Ann Transl Med, 2021, 9 (4): 310.
[60] Van den EYNDE M, MLECNIK B, BINDEA G, et al. The Link between the Multiverse of Immune Microenvironments in Metastases and the Survival of Colorectal Cancer Patients [J]. Cancer Cell, 2018, 34 (6): 1012-1026.

[61] KARAGKOUNIS G, TORBENSON M S, DANIEL H D, et al. Incidence and prognostic impact of KRAS and BRAF mutation in patients undergoing liver surgery for colorectal metastases [J]. Cancer, 2013, 119 (23): 4137-4144.

[62] OSUMI H, SHINOZAKI E, SUENAGA M, et al. RAS mutation is a prognostic biomarker in colorectal cancer patients with metastasectomy [J]. Int J Cancer, 2016, 139 (4): 803-811.

[63] TENG H W, HUANG Y C, LIN J K, et al. BRAF mutation is a prognostic biomarker for colorectal liver metastasectomy [J]. J Surg Oncol, 2012, 106 (2): 123-129.

[64] KAWAGUCHI Y, KOPETZ S, NEWHOOK T E, et al. Mutation Status of RAS, TP53, and SMAD4 is Superior to Mutation Status of RAS Alone for Predicting Prognosis after Resection of Colorectal Liver Metastases [J]. Clin Cancer Res, 2019, 25 (19): 5843-5851.

[65] PITRODA S P, KHODAREV N N, HUANG L, et al. Integrated molecular subtyping defines a curable oligometastatic state in colorectal liver metastasis [J]. Nat Commun, 2018, 9 (1): 1793.

[66] BIDARD F C, KIAVUE N, YCHOU M, et al. Circulating Tumor Cells and Circulating Tumor DNA Detection in Potentially Resectable Metastatic Colorectal Cancer: A Prospective Ancillary Study to the Unicancer Prodige-14 Trial [J]. Cells, 2019, 8 (6).

[67] ANDERSON R H. Comment on "Thoroughness" of Literature Cited by Lugones et al and Overman [J]. World J Pediatr Congenit Heart Surg, 2017, 8 (6): 758.

[68] BHANGU J S, BEER A, MITTLBOCK M, et al. Circulating Free Methylated Tumor DNA Markers for Sensitive Assessment of Tumor Burden and Early Response Monitoring in Patients Receiving Systemic Chemotherapy for Colorectal Cancer Liver Metastasis [J]. Ann Surg, 2018, 268 (5): 894-902.

[69] MARGONIS G A, SASAKI K, GHOLAMI S, et al. Genetic And Morphological Evaluation (GAME) score for patients with colorectal liver metastases [J]. Br J Surg, 2018, 105 (9): 1210-1220.

[70] NORDLINGER B, SORBYE H, GLIMELIUS B, et al. Perioperative FOLFOX4 chemotherapy and surgery versus surgery alone for resectable liver metastases from colorectal cancer (EORTC 40983): long-term results of a randomised, controlled, phase 3 trial [J]. Lancet Oncol, 2013, 14 (12): 1208-1215.

[71] AYEZ N, van der STOK E P, GRUNHAGEN D J, et al. The use of neo-adjuvant chemotherapy in patients with resectable colorectal liver metastases: Clinical risk score as possible discriminator [J]. Eur J Surg Oncol, 2015, 41 (7): 859-867.

[72] PRIMROSE J, FALK S, FINCH-JONES M, et al. Systemic chemotherapy with or without cetuximab in patients with resectable colorectal liver metastasis: the New EPOC randomised controlled trial [J]. Lancet Oncol, 2014, 15 (6): 601-611.

[73] NORDLINGER B, POSTON G J, GOLDBERG R M. Should the results of the new EPOC trial change practice in the management of patients with resectable metastatic colorectal

cancer confined to the liver ? [J]. J Clin Oncol, 2015, 33 (3): 241-243.

[74] KANEMITSU Y, SHIMIZU Y, MIZUSAWA J, et al. A randomized phase Ⅱ / Ⅲ trial comparing hepatectomy followed by mFOLFOX6 with hepatectomy alone for liver metastasis from colorectal cancer: JCOG0603 study: Annual Meeting of the American-Society-of-Clinical-Oncology (ASCO)[C], Chicago, USA (Virtual Scientific Program), 2020. May 29-31.

[75] KEMENY N, HUANG Y, COHEN A M, et al. Hepatic arterial infusion of chemotherapy after resection of hepatic metastases from colorectal cancer [J]. N Engl J Med, 1999, 341 (27): 2039-2048.

[76] LYGIDAKIS N J, SGOURAKIS G, VLACHOS L, et al. Metastatic liver disease of colorectal origin: the value of locoregional immunochemotherapy combined with systemic chemotherapy following liver resection. Results of a prospective randomized study [J]. Hepatogastroenterology, 2001, 48 (42): 1685-1691.

[77] GROOT K B, SADOT E, KEMENY N E, et al. Perioperative Hepatic Arterial Infusion Pump Chemotherapy Is Associated With Longer Survival After Resection of Colorectal Liver Metastases: A Propensity Score Analysis [J]. J Clin Oncol, 2017, 35 (17): 1938-1944.

[78] VIGANO L, CAPUSSOTTI L, BARROSO E, et al. Progression while receiving preoperative chemotherapy should not be an absolute contraindication to liver resection for colorectal metastases [J]. Ann Surg Oncol, 2012, 19 (9): 2786-2796.

[79] van VLEDDER M G, de JONG M C, PAWLIK T M, et al. Disappearing colorectal liver metastases after chemotherapy: should we be concerned ? [J]. J Gastrointest Surg, 2010, 14 (11): 1691-1700.

[80] BENOIST S, BROUQUET A, PENNA C, et al. Complete response of colorectal liver metastases after chemotherapy: does it mean cure ? [J]. J Clin Oncol, 2006, 24 (24): 3939-3945.

[81] BILCHIK A J, POSTON G, CURLEY S A, et al. Neoadjuvant chemotherapy for metastatic colon cancer: a cautionary note [J]. J Clin Oncol, 2005, 23 (36): 9073-9078.

[82] RUBBIA-BRANDT L, AUDARD V, SARTORETTI P, et al. Severe hepatic sinusoidal obstruction associated with oxaliplatin-based chemotherapy in patients with metastatic colorectal cancer [J]. Ann Oncol, 2004, 15 (3): 460-466.

[83] VAUTHEY J N, PAWLIK T M, RIBERO D, et al. Chemotherapy regimen predicts steatohepatitis and an increase in 90-day mortality after surgery for hepatic colorectal metastases [J]. J Clin Oncol, 2006, 24 (13): 2065-2072.

[84] FOLPRECHT G, GRUENBERGER T, BECHSTEIN W O, et al. Tumour response and secondary resectability of colorectal liver metastases following neoadjuvant chemotherapy with cetuximab: the CELIM randomised phase 2 trial [J]. Lancet Oncol, 2010, 11 (1): 38-47.

[85] YE L C, LIU T S, REN L, et al. Randomized controlled trial of cetuximab plus chemotherapy for patients with KRAS wild-type unresectable colorectal liver-limited metastases [J]. J Clin Oncol, 2013, 31 (16): 1931-1938.

[86] GEISSLER M, RIERA-KNORRENSCHILD J, MARTENS U M, et al. Final results and OS of the randomized phase Ⅱ VOLFI trial (AIO-KRK0109): mFOLFOXIRI + panitumumab versus FOLFOXIRI as first-line treatment in patients with RAS wild-type metastatic colorectal cancer (mCRC).[J]. J Clin Oncol, 2019, 37 (15_suppl): 3511.

[87] FALCONE A, RICCI S, BRUNETTI I, et al. Phase Ⅲ trial of infusional fluorouracil, leucovorin, oxaliplatin, and irinotecan (FOLFOXIRI) compared with infusional fluorouracil, leucovorin, and irinotecan (FOLFIRI) as first-line treatment for metastatic colorectal cancer: the Gruppo Oncologico Nord Ovest [J]. J Clin Oncol, 2007, 25 (13): 1670-1676.

[88] SOUGLAKOS J, ANDROULAKIS N, SYRIGOS K, et al. FOLFOXIRI (folinic acid, 5-fluorouracil, oxaliplatin and irinotecan) vs FOLFIRI (folinic acid, 5-fluorouracil and irinotecan) as first-line treatment in metastatic colorectal cancer (MCC): a multicentre randomised phase Ⅲ trial from the Hellenic Oncology Research Group (HORG)[J]. Br J Cancer, 2006, 94 (6): 798-805.

[89] LOUPAKIS F, CREMOLINI C, MASI G, et al. Initial therapy with FOLFOXIRI and bevacizumab for metastatic colorectal cancer [J]. N Engl J Med, 2014, 371 (17): 1609-1618.

[90] CREMOLINI C, ANTONIOTTI C, LONARDI S, et al. Updated results of TRIBE2, a phase Ⅲ, randomized strategy study by GONO in the first and second-line treatment of unresectable mCRC: Annual Meeting of the American-Society-of-Clinical-Oncology (ASCO) [C], Chicago, USA, 2019. May 31-Jun 04.

[91] MASI G, VASILE E, LOUPAKIS F, et al. Randomized trial of two induction chemotherapy regimens in metastatic colorectal cancer: an updated analysis [J]. J Natl Cancer Inst, 2011, 103 (1): 21-30.

[92] XU J, LIU T, TANG W, et al. Bevacizumab plus chemotherapy versus chemotherapy alone as first-line treatment for patients with RAS mutant unresectable colorectal liver-limited metastases: A single center randomized control trial: 44th Congress of the European-Society-for-Medical-Oncology (ESMO)[C], Barcelona, Spain, 2019. Sep 27-Oct 01.

[93] SHIU K, KIM T W, JENSEN B V, et al. Pembrolizumab versus chemotherapy for microsatellite instability-high/mismatch repair deficient metastatic colorectal cancer: The phase 3 KEYNOTE-177 Study: Annual Meeting of the American-Society-of-Clinical-Oncology (ASCO)[C], Chicago, USA (Virtual Scientific Program), 2020. May 29-31.

[94] ARE C, GONEN M, ZAZZALI K, et al. The impact of margins on outcome after hepatic resection for colorectal metastasis [J]. Ann Surg, 2007, 246 (2): 295-300.

[95] AYEZ N, LALMAHOMED Z S, EGGERMONT A M, et al. Outcome of microscopic incomplete resection (R1) of colorectal liver metastases in the era of neoadjuvant chemotherapy [J]. Ann Surg Oncol, 2012, 19 (5): 1618-1627.

[96] de HAAS R J, WICHERTS D A, FLORES E, et al. R1 resection by necessity for colorectal liver metastases: is it still a contraindication to surgery ? [J]. Ann Surg, 2008, 248 (4):

626-637.

[97] KHAN M A, HAKEEM A R, SCOTT N, et al. Significance of R1 resection margin in colon cancer resections in the modern era [J]. Colorectal Dis, 2015, 17 (11): 943-953.

[98] MALIK H, KHAN A Z, BERRY D P, et al. Liver resection rate following downsizing chemotherapy with cetuximab in metastatic colorectal cancer: UK retrospective observational study [J]. Eur J Surg Oncol, 2015, 41 (4): 499-505.

[99] ADAM R, DELVART V, PASCAL G, et al. Rescue surgery for unresectable colorectal liver metastases downstaged by chemotherapy: a model to predict long-term survival [J]. Ann Surg, 2004, 240 (4): 644-657, 657-658.

[100] KISHI Y, ZORZI D, CONTRERAS C M, et al. Extended preoperative chemotherapy does not improve pathologic response and increases postoperative liver insufficiency after hepatic resection for colorectal liver metastases [J]. Ann Surg Oncol, 2010, 17 (11): 2870-2876.

[101] JAECK D, OUSSOULTZOGLOU E, ROSSO E, et al. A two-stage hepatectomy procedure combined with portal vein embolization to achieve curative resection for initially unresectable multiple and bilobar colorectal liver metastases [J]. Ann Surg, 2004, 240 (6): 1037-1049, 1049-1051.

[102] ADAMS R B, HALLER D G, ROH M S. Improving resectability of hepatic colorectal metastases: expert consensus statement by Abdalla et al [J]. Ann Surg Oncol, 2006, 13 (10): 1281-1283.

[103] HOEKSTRA L T, van LIENDEN K P, DOETS A, et al. Tumor progression after preoperative portal vein embolization [J]. Ann Surg, 2012, 256 (5): 812-817, 817-818.

[104] ZOU R H, LI A H, HAN F, et al. Liver hypertrophy and accelerated growth of implanted tumors in nonembolized liver of rabbit after left portal vein embolization [J]. J Surg Res, 2012, 178 (1): 255-263.

[105] SCHADDE E, ARDILES V, ROBLES-CAMPOS R, et al. Early survival and safety of ALPPS: first report of the International ALPPS Registry [J]. Ann Surg, 2014, 260 (5): 829-836, 836-838.

[106] ABDALLA E K, BAUER T W, CHUN Y S, et al. Locoregional surgical and interventional therapies for advanced colorectal cancer liver metastases: expert consensus statements [J]. HPB (Oxford), 2013, 15 (2): 119-130.

[107] PAWLIK T M, IZZO F, COHEN D S, et al. Combined resection and radiofrequency ablation for advanced hepatic malignancies: results in 172 patients [J]. Ann Surg Oncol, 2003, 10 (9): 1059-1069.

[108] Le DT, URAM J N, WANG H, et al. PD-1 Blockade in Tumors with Mismatch-Repair Deficiency [J]. N Engl J Med, 2015, 372 (26): 2509-2520.

[109] O'NEIL B H, WALLMARK J M, LORENTE D, et al. Safety and antitumor activity

of the anti-PD-1 antibody pembrolizumab in patients with advanced colorectal carcinoma [J]. PLoS One, 2017, 12 (12): e189848.

[110] OVERMAN M J, LONARDI S, WONG K, et al. Durable Clinical Benefit With Nivolumab Plus Ipilimumab in DNA Mismatch Repair-Deficient/Microsatellite Instability-High Metastatic Colorectal Cancer [J]. J Clin Oncol, 2018, 36 (8): 773-779.

[111] DOMINGO E, FREEMAN-MILLS L, RAYNER E, et al. Somatic POLE proofreading domain mutation, immune response, and prognosis in colorectal cancer: a retrospective, pooled biomarker study [J]. Lancet Gastroenterol Hepatol, 2016, 1 (3): 207-216.

[112] SCHROCK A B, OUYANG C, SANDHU J, et al. Tumor mutational burden is predictive of response to immune checkpoint inhibitors in MSI-high metastatic colorectal cancer [J]. Ann Oncol, 2019, 30 (7): 1096-1103.

[113] CHEN E X, JONKER D J, KENNECKE H F, et al. CCTG CO. 26 trial: A phase Ⅱ randomized study of durvalumab (D) plus tremelimumab (T) and best supportive care (BSC) versus BSC alone in patients (pts) with advanced refractory colorectal carcinoma (rCRC): Gastrointestinal Cancers Symposium of the American-Society-of-Clinical-Oncology (ASCO) [C], San Francisco, USA, 2019. Jan 17-19.

[114] FUKUOKA S, HARA H, TAKAHASHI N, et al. Regorafenib plus nivolumab in patients with advanced gastric (GC) or colorectal cancer (CRC): An open label, dose-finding, and dose-expansion phase 1b trial (REGONIVO, EPOC1603): Annual Meeting of the American-Society-of-Clinical-Oncology (ASCO)[C], Chicago, USA, 2019. May 31-Jun 04.

[115] PARIKH A R, CLARK J W, WO J Y, et al. A phase Ⅱ study of ipilimumab and nivolumab with radiation in microsatellite stable (MSS) metastatic colorectal adenocarcinoma (mCRC): Annual Meeting of the American-Society-of-Clinical-Oncology (ASCO)[C], Chicago, USA, 2019. May 31-Jun 04.

[116] BENSON A B, BEKAII-SAAB T, CHAN E, et al. NCCN Clinical Practice Guidelines in Oncology: Colon Cancer. Version 3, 2013 [EB/OL].[Nov 26, 2012]. https://www. nccn. org/professionals/physician_gls/pdf/colon. pdf.

[117] SCHMOLL H J, Van CUTSEM E, STEIN A, et al. ESMO Consensus Guidelines for management of patients with colon and rectal cancer. a personalized approach to clinical decision making [J]. Ann Oncol, 2012, 23 (10): 2479-2516.

[118] MCCAHILL L E, YOTHERS G, SHARIF S, et al. Primary mFOLFOX6 plus bevacizumab without resection of the primary tumor for patients presenting with surgically unresectable metastatic colon cancer and an intact asymptomatic colon cancer: definitive analysis of NSABP trial C-10 [J]. J Clin Oncol, 2012, 30 (26): 3223-3228.

[119] POULTSIDES G A, SERVAIS E L, SALTZ L B, et al. Outcome of primary tumor in patients with synchronous stage Ⅳ colorectal cancer receiving combination chemotherapy without surgery as initial treatment [J]. J Clin Oncol, 2009, 27 (20): 3379-3384.

[120] NITZKORSKI J R, FARMA J M, WATSON J C, et al. Outcome and natural history of patients with stage Ⅳ colorectal cancer receiving chemotherapy without primary tumor resection [J]. Ann Surg Oncol, 2012, 19 (2): 379-383.

[121] TEBBUTT N C, NORMAN A R, CUNNINGHAM D, et al. Intestinal complications after chemotherapy for patients with unresected primary colorectal cancer and synchronous metastases [J]. Gut, 2003, 52 (4): 568-573.

[122] SCHEER M G, SLOOTS C E, van der WILT G J, et al. Management of patients with asymptomatic colorectal cancer and synchronous irresectable metastases [J]. Ann Oncol, 2008, 19 (11): 1829-1835.

[123] SEYMOUR M T, MAUGHAN T S, LEDERMANN J A, et al. Different strategies of sequential and combination chemotherapy for patients with poor prognosis advanced colorectal cancer (MRC FOCUS): a randomised controlled trial [J]. Lancet, 2007, 370 (9582): 143-152.

[124] FUCHS C S, MARSHALL J, MITCHELL E, et al. Randomized, controlled trial of irinotecan plus infusional, bolus, or oral fluoropyrimidines in first-line treatment of metastatic colorectal cancer: results from the BICC-C Study [J]. J Clin Oncol, 2007, 25 (30): 4779-4786.

[125] CIROCCHI R, TRASTULLI S, ABRAHA I, et al. Non-resection versus resection for an asymptomatic primary tumour in patients with unresectable stage Ⅳ colorectal cancer [J]. Cochrane Database Syst Rev, 2012 (8): D8997.

[126] YUN H R, LEE W Y, LEE W S, et al. The prognostic factors of stage Ⅳ colorectal cancer and assessment of proper treatment according to the patient's status [J]. Int J Colorectal Dis, 2007, 22 (11): 1301-1310.

[127] ASLAM M I, KELKAR A, SHARPE D, et al. Ten years experience of managing the primary tumours in patients with stage Ⅳ colorectal cancers [J]. Int J Surg, 2010, 8 (4): 305-313.

[128] CHAN T W, BROWN C, HO C C, et al. Primary tumor resection in patients presenting with metastatic colorectal cancer: analysis of a provincial population-based cohort [J]. Am J Clin Oncol, 2010, 33 (1): 52-55.

[129] SEO G J, PARK J W, YOO S B, et al. Intestinal complications after palliative treatment for asymptomatic patients with unresectable stage Ⅳ colorectal cancer [J]. J Surg Oncol, 2010, 102 (1): 94-99.

[130] KOOPMAN M, ANTONINI N F, DOUMA J, et al. Sequential versus combination chemotherapy with capecitabine, irinotecan, and oxaliplatin in advanced colorectal cancer (CAIRO): a phase Ⅲ randomised controlled trial [J]. Lancet, 2007, 370 (9582): 135-142.

[131] TOL J, KOOPMAN M, CATS A, et al. Chemotherapy, bevacizumab, and cetuximab in metastatic colorectal cancer [J]. N Engl J Med, 2009, 360 (6): 563-572.

[132] AHMED S, LEIS A, KANTHAN S, et al. Survival impact of surgical resection of primary tumor (SRPT) in metastatic colorectal cancer (mCRC): A population-based cohort study: Gastrointestinal Cancers Symposium of the American-Society-of-Clinical-Oncology (ASCO)[C], San Francisco, USA, 2013. Jan 24-26.

[133] HU C Y, BAILEY C E, YOU Y N, et al. Time trend analysis of primary tumor resection for stage Ⅳ colorectal cancer: less surgery, improved survival [J]. JAMA Surg, 2015, 150 (3): 245-251.

[134] TARANTINO I, WARSCHKOW R, GULLER U. Palliative Primary Tumor Resection in Patients With Metastatic Colorectal Cancer: For Whom and When ? [J]. Ann Surg, 2017, 265 (4): e59-e60.

[135] RAHBARI N N, LORDICK F, FINK C, et al. Resection of the primary tumour versus no resection prior to systemic therapy in patients with colon cancer and synchronous unresectable metastases (UICC stage IV): SYNCHRONOUS-a randomised controlled multicentre trial (ISRCTN30964555)[J]. BMC Cancer, 2012, 12: 142.

[136] MORITANI K, KANEMITSU Y, SHIDA D, et al. A randomized controlled trial comparing primary tumour resection plus chemotherapy with chemotherapy alone in incurable stage Ⅳ colorectal cancer: JCOG1007 (iPACS study)[J]. Jpn J Clin Oncol, 2020, 50 (1): 89-93.

[137] FARON M, PIGNON J P, MALKA D, et al. Is primary tumour resection associated with survival improvement in patients with colorectal cancer and unresectable synchronous metastases ? A pooled analysis of individual data from four randomised trials [J]. Eur J Cancer, 2015, 51 (2): 166-176.

[138] CHEN G, ZHANG R, LI Y, et al. Effectiveness Study of Resection of Primary Tumor in Stage IV Colorectal Cancer Patients [EB/OL].[May 29, 2014]. https://clinicaltrials. gov/ct2/show/study/NCT02149784.